ALLENAMENTI SOMATICI *Per Gli Anziani Over 60*

Esercizi Delicati Per Alleviare Il Dolore, Ridurre Lo Stress E Ripristinare La Flessibilità

DR. HAMRICK NELSON

Disclaimer

Le informazioni e gli esercizi contenuti in questo libro, **Allenamenti somatici per anziani over 60,** hanno lo scopo di supportare il tuo viaggio verso una migliore mobilità, flessibilità e benessere generale. Tuttavia, non sostituiscono la consulenza, la diagnosi o il trattamento medico professionale.

Prima di iniziare qualsiasi nuovo programma di esercizi, compresi gli allenamenti somatici descritti in questo libro, è importante consultare il proprio medico o un professionista medico autorizzato, in particolare se si hanno patologie preesistenti, lesioni o altri problemi di salute.

Gli esercizi qui descritti sono progettati per essere delicati e adattabili, ma ogni individuo è unico. Ascoltare il proprio corpo e procedere ad un ritmo che vi faccia sentire a vostro agio è essenziale. Se avverti disagio, dolore o sintomi inaspettati durante l'esecuzione degli esercizi, fermati immediatamente e cerca una guida professionale.

Questo libro ha lo scopo di educare e ispirare, fornendo una guida generale per gli anziani che desiderano migliorare la qualità della propria vita attraverso il movimento consapevole. Partecipando agli esercizi descritti, riconosci di farlo volontariamente e a tuo rischio e pericolo.

La tua sicurezza e il tuo benessere sono la mia priorità e ti incoraggio ad affrontare questo viaggio con cura, curiosità e supporto professionale quando necessario.

Sommario

SULL'AUTORE

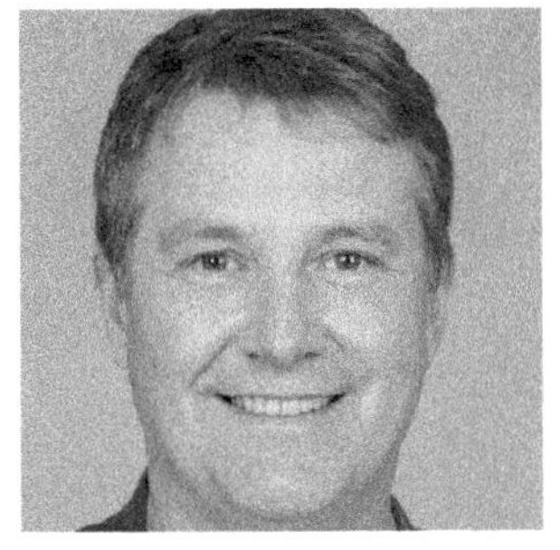

Dottor Hamrick Nelson è un voce leader nel campo del fitness e del benessere, con una profonda passione nell'aiutare le persone di tutte le età a vivere una vita più sana e attiva. Con oltre due decenni di esperienza nel settore della salute e del fitness, il dottor Nelson ha dedicato la sua carriera alla promozione di routine di esercizi accessibili per le persone in ogni fase della vita. Il suo approccio affonda le sue radici nella convinzione che il movimento sia per tutti, indipendentemente dall'età o dalle limitazioni fisiche.

Attraverso la sua vasta ricerca e la sua esperienza pratica, comprende le sfide uniche affrontate da individui di età diverse e ha deciso di aiutarli a mantenere la loro indipendenza, forza e vitalità. Combina la conoscenza pratica con la compassione, creando programmi di fitness su misura che danno priorità alla sicurezza e ai benefici per la salute a lungo termine.

Con una laurea specialistica in terapia fisica e scienze motorie, il dottor Nelson ha lavorato con innumerevoli persone per migliorare la loro mobilità, flessibilità e benessere generale. I suoi libri, seminari e conferenze riflettono il suo impegno nell'aiutare le persone di tutte le età, giovani o anziani, a mantenersi in forma, a sentirsi forti e a vivere la vita al massimo.

INTRODUZIONE

Il percorso verso una salute migliore, soprattutto negli ultimi anni, è profondamente personale e spesso carico di problemi che non avremmo mai previsto. Nel corso degli anni ho avuto il piacere di trattare con innumerevoli persone che hanno cercato sollievo dal dolore cronico, dalla rigidità e dallo stress, spesso sentendosi come se i loro anni migliori fossero ormai alle spalle. Questo libro, ***"Allenamenti somatici per anziani sopra i 60 anni"*** è per persone come loro, e forse anche per te. È una guida non solo per ritrovare la tranquillità del corpo, ma anche per ritrovare la gioia, la pace e la fiducia nel movimento.

Vorrei iniziare con una storia.

*Diversi anni fa, durante una conferenza a Manchester, incontrai una donna affascinante di nome Hannah Caldwell. All'epoca Hannah aveva 66 anni, una bibliotecaria in pensione con uno spirito acuto e una personalità affascinante. Era venuta alla mia sessione di movimento consapevole non perché pensasse che le avrebbe giovato, ma perché, come diceva lei, **"Ho già provato tutto il resto."***

La narrazione di Hannah riguardava la resilienza silenziosa. Per anni aveva sofferto di persistenti dolori al collo e alle spalle, il risultato di decenni trascorsi accasciata su scrivanie e computer. L'agonia era diventata così grave che anche compiti semplici come leggere un libro o alzare una tazza di tè erano diventati impossibili. Ma non era solo l'angoscia fisica a trattenerla; era anche il costo mentale.

"Ogni volta che faccio fatica ad allacciarmi le scarpe o a portare la spesa," mi ha detto durante una pausa, "mi sento come se stessi perdendo una parte di me stessa. È come se il mio corpo mi stesse tradendo."

Potevo vedere la frustrazione nei suoi occhi, ma ciò che mi colpì di più fu la sua voglia di agire. Nonostante le sue riserve, è venuta alla mia seduta perché era determinata ad avere successo. E questo l'ha portata a pratiche di movimento somatico.

E questo è il punto di svolta.

All'inizio Hannah era sospettosa, come molti altri. Le attività somatiche non assomigliano agli allenamenti tradizionali. Non implicano spingere il corpo al limite o sudare. Invece, comportano movimenti lenti e mirati che mirano a integrare la mente e il corpo, permettendoti di ascoltare i messaggi che il tuo corpo invia e di rispondere in un modo che promuove la guarigione.

Durante la prima sessione, ho guidato Hannah e gli altri partecipanti attraverso un esercizio somatico di base che mescolava le rotazioni delle spalle con la respirazione consapevole. È una tecnica per alleviare la tensione e aumentare la mobilità della parte superiore del corpo. All'inizio Hannah si mosse rigidamente, girando solo leggermente le spalle. Tuttavia, man mano che progredivamo, ho visto i suoi movimenti diventare più fluidi e fluidi.

Hannah si è avvicinata a me dopo la sessione, la sua espressione piena di domanda e speranza. "Era... diverso," rispose, esitando a trovare le parole appropriate. "Non mi sento così costretto ora. È sottile, ma è presente."

Hannah continuò a praticare gli esercizi ogni giorno per le tre settimane successive. Ogni volta che chiamavamo, menzionava piccole vittorie come svegliarsi senza rigidità, fare una passeggiata senza dolore nel suo giardino o finalmente riuscire a lavorare a maglia per più di qualche minuto alla volta.

*Sei mesi dopo, Hannah mi ha spedito un biglietto scritto a mano. Tutto è iniziato con una dichiarazione semplice ma profonda: **"MI HAI RESO LA MIA VITA."***

L'esperienza di Hannah è solo una delle tante che hanno ispirato questo libro. Gli allenamenti somatici non sono un trattamento miracoloso; non elimineranno tutto il tuo dolore dall'oggi al domani né ti riporteranno ai vent'anni. Tuttavia, sono trasformativi a modo loro. Forniscono un approccio pacifico, accessibile, ma profondamente potenziante alla guarigione.

Per gli anziani sopra i 60 anni, le sfide dell'invecchiamento potrebbero sembrare una strada in salita. La rigidità appare dove una volta c'era flessibilità. Il dolore diventa un amico spiacevole. Lo stress, la preoccupazione e l'impatto emotivo di questi cambiamenti corporei possono essere significativi. Gli allenamenti somatici affrontano tutti questi problemi senza combattere il tuo corpo, ma piuttosto lavorando con esso, rispettando le sue esigenze e il potenziale di crescita e ripristino.

Questo libro è progettato per guidarti attraverso ogni fase del processo, dalla comprensione dei concetti di movimento somatico alla creazione di un programma personalizzato che si adatti al tuo stile di vita. È pensato per essere pratico e potente, con allenamenti semplici da seguire e adattati alle tue esigenze specifiche.

Nei capitoli seguenti imparerai come gli esercizi somatici possono alleviare il dolore, ridurre lo stress e aumentare la flessibilità.

- La scienza alla base del movimento somatico, compreso il modo in cui riqualifica il sistema nervoso per promuovere una migliore postura e mobilità.
- Esercizi passo passo per diverse aree del corpo, tra cui collo e spalle, parte bassa della schiena, fianchi e gambe.
- Tecniche di respirazione per rilassare la mente e stimolare i naturali processi di guarigione del corpo.
- Suggerimenti per sviluppare un regime quotidiano adatto al tuo stile di vita e che ti consenta di sostenere il tuo successo nel tempo.

Al di là degli aspetti pratici, questo libro è un invito, un'opportunità per riconnettersi con il proprio corpo in un modo che sembri premuroso piuttosto che punitivo. Si tratta di riconquistare la gioia del movimento e la sicurezza che deriva dal sapere che puoi prenderti cura di te stesso, indipendentemente dalla tua età o dalle condizioni fisiche.

Se hai letto questo libro, immagino che riconoscerai parte di te nella storia di Hannah o nei racconti di innumerevoli altre persone che hanno intrapreso questo viaggio. Forse hai sperimentato la frustrazione di movimenti limitati, il dolore del dolore cronico o il peso dello stress e dell'ansia. Non sei solo.

Gli esercizi e le tecniche contenuti in questo libro sono stati testati e perfezionati nel corso di anni di utilizzo con persone di diversi ceti sociali, compresi gli anziani che temevano di non essere mai più in grado di muoversi liberamente. I loro trionfi, come quello di Hannah, dimostrano il potere del movimento somatico.

Prima di iniziare le attività, ti invito a riflettere sul perché hai scelto questo percorso. Cosa vuoi ottenere? È sollievo dal dolore, maggiore flessibilità o semplicemente la capacità di dedicarsi ai propri hobby preferiti senza sforzo? Annota i tuoi obiettivi e tienili vicini mentre avanzi nei capitoli.

Ricorda che la crescita non riguarda la perfezione. Si tratta di fare piccoli passi persistenti verso la vita che vuoi vivere. E, lungo la strada, sii gentile con te stesso. Festeggia i tuoi risultati, non importa quanto minori, e affronta i problemi con pazienza e curiosità.

Questo è il momento di recuperare salute, tranquillità e vigore. Tu, come Hannah, hai la forza e l'impegno per apportare cambiamenti significativi. Consenti a questo libro di essere la tua guida, compagno e fonte di ispirazione mentre ti imbarchi in questa avventura.

Benvenuti a "Allenamenti somatici per anziani over 60". Cominciamo.

CAPITOLO 1: COMPRENSIONE DEGLI ALLENAMENTI SOMATICI PER GLI SENIORS

Cos'è il movimento somatico?

Il movimento somatico è un tipo di massaggio ed esercizio che sottolinea la consapevolezza, la consapevolezza e la relazione tra mente e corpo. Questa tecnica di movimento, basata su principi somatici, insegna alle persone come rilevare e regolare i movimenti del proprio corpo in modo più consapevole e intenzionale. Il movimento somatico può essere una tecnica di trasformazione per gli anziani, in particolare quelli di età superiore ai 60 anni, per migliorare la flessibilità, ridurre il dolore e promuovere il benessere mentale.

Il movimento somatico può essere fatto risalire alla disciplina più ampia della somatica, emersa a metà del XX secolo in risposta a un crescente interesse per approcci alternativi alla salute e al benessere, nonché alla consapevolezza corporea. Thomas Hanna, filosofo ed educatore del movimento, ha coniato la parola "somatica" negli anni '70. Hanna ha definito la somatica come una disciplina che enfatizza l'esperienza vissuta del corpo – il modo in cui percepiamo, sentiamo e ci muoviamo dall'interno – piuttosto che considerare il corpo come una struttura meccanica.

Il lavoro di Hanna si è espanso sul lavoro pionieristico di professionisti precedenti, come Moshe Feldenkrais, che ha creato il Metodo Feldenkrais, una tecnica che sottolinea il movimento e la consapevolezza per migliorare la funzionalità e ridurre il dolore. Allo stesso modo, Ida Rolf ha sviluppato il Rolfing, un metodo per riallineare la struttura del corpo per migliorare il movimento e ridurre la tensione. Anche il F. ebbe una notevole influenza. M. Alexander ha inventato la Tecnica Alexander, che si concentra sul rilascio degli schemi di tensione abituali per migliorare la postura e le prestazioni.

Questi pionieri riconobbero il legame intrinseco tra corpo e mente, mettendo in discussione la tradizionale distinzione tra salute fisica e mentale. Hanno esaminato come i modelli di movimento regolari, la postura e persino lo stress emotivo potrebbero influenzare il benessere fisico e causare tensione o dolore nel corpo.

Hanna ha elaborato queste idee, sottolineando la funzione del sistema nervoso nella gestione del movimento e della tensione. Ha coniato il termine "amnesia sensomotoria", una sindrome in cui il cervello perde la capacità di sentire e regolare adeguatamente muscoli specifici a causa di stress cronico, lesioni o cattive abitudini. Gli individui possono riqualificare il proprio sistema nervoso per rilasciare la tensione, migliorare la postura e ripristinare la mobilità funzionale impegnandosi in attività di movimento somatico.

Il movimento somatico è cresciuto fino a diventare una disciplina multiforme che include metodi come il Body-Mind Centering (creato da Bonnie Bainbridge Cohen), il Metodo Rosen e il Movimento Continuum. Tutte queste pratiche mirano a promuovere una migliore consapevolezza, facilità e armonia nel corpo attraverso il movimento intenzionale e consapevole. Il movimento somatico è ora ampiamente utilizzato in contesti terapeutici, di fitness e di benessere, offrendo a persone di tutte le età, compresi gli anziani, l'opportunità di migliorare la propria salute fisica ed emotiva.

Principi del movimento somatico

1. Connessione mente-corpo: al centro del movimento somatico c'è il concetto di connessione tra mente e corpo. Questo rapporto è importante poiché molte persone, soprattutto con l'avanzare dell'età, perdono la consapevolezza delle sensazioni del proprio corpo. Ad esempio, potremmo acquisire involontariamente una cattiva postura o abitudini di movimento che causano dolore o disagio. Il movimento somatico implica prestare attenzione a questi sentimenti e diventare consapevoli di schemi abituali di tensione, disagio o immobilità. Una volta identificate, queste abitudini possono essere gradualmente corrette, con conseguente maggiore postura, mobilità e sollievo dal dolore.

2. Consapevolezza attraverso il movimento: il movimento somatico enfatizza la sensazione interna del movimento rispetto ai risultati esterni come la forza o la resistenza. Non è questione di quanto puoi allungarti o quanto velocemente puoi muoverti; si tratta di sentire cosa succede nel tuo corpo mentre ti muovi. Rallentare le attività e prestare molta attenzione alle sensazioni fisiologiche può aiutare le persone a rilasciare la tensione, sviluppare flessibilità e acquisire una migliore comprensione del proprio corpo.

3. Ruolo del sistema nervoso: una caratteristica importante del movimento somatico è il suo effetto sul sistema neurologico. Il nostro cervello e il nostro sistema nervoso influenzano il modo in cui ci muoviamo e reagiamo agli stimoli esterni. Nel corso del tempo, il cervello può acquisire abitudini nei modelli di movimento del corpo, note come "memoria muscolare". In alcune situazioni, una cattiva postura o l'uso improprio di muscoli specifici possono causare dolore e disfunzione. Gli esercizi somatici riqualificano il sistema neurale, consentendo al corpo di sviluppare schemi di movimento più sani ed efficienti.

4. Lentezza e intenzionalità: a differenza degli esercizi ad alto impatto o di molte routine di stretching tradizionali, il movimento somatico è solitamente lento, deliberato e intenzionale. Ciò è particolarmente utile per gli anziani con mobilità ridotta o problemi di dolore cronico. L'obiettivo è eseguire movimenti dolcemente e deliberatamente, consentendo al corpo di rilasciare la tensione trattenuta a lungo e migliorare la funzione generale evitando danni. I movimenti vengono eseguiti a un ritmo che consente al sistema nervoso di resettarsi e apprendere nuovi schemi indolori.

Benefici del movimento somatico per gli anziani

Il movimento somatico offre un approccio completo e delicato per trattare le difficoltà specifiche che gli anziani devono affrontare, come dolore, rigidità e stress emotivo. I suoi benefici vanno oltre la salute fisica, favorendo anche la lucidità cerebrale e l'equilibrio emotivo. *Ecco uno sguardo più da vicino su come può migliorare la vita degli anziani:*

1. Sollievo dal dolore cronico: molti anziani soffrono di disturbi cronici al collo, alla schiena, alle spalle e ai fianchi a causa di anni di cattiva postura, lesioni o uso improprio. Gli esercizi somatici colpiscono queste aree alleviando la tensione muscolare e riqualificando il corpo per muoversi in modo più efficiente. Questa strategia non invasiva e priva di farmaci aiuta gli anziani a gestire il dolore in modo più efficace nel tempo.

2. Maggiore flessibilità e mobilità: la flessibilità spesso diminuisce con l'età, limitando la gamma di movimento e rendendo le attività quotidiane più impegnative. Movimenti lenti e deliberati promuovono la flessibilità articolare e l'elasticità muscolare nel tempo, aiutando gli anziani a ripristinare la fiducia nella propria capacità di muoversi comodamente.

3. Migliore equilibrio e prevenzione delle cadute: le cadute sono la principale causa di infortuni tra gli anziani. L'attività somatica promuove l'equilibrio aumentando la consapevolezza dell'allineamento del corpo e dell'orientamento spaziale. Esercizi moderati rafforzano i muscoli centrali e migliorano la coordinazione, rendendo gli anziani più stabili e riducendo al minimo il rischio di cadute.

4. Riduzione dello stress e dell'ansia: la componente consapevole del movimento somatico aiuta a calmare il sistema nervoso e indurre il rilassamento. I metodi di respirazione e i movimenti lenti e deliberati coinvolgono il sistema nervoso parasimpatico, che è la modalità di "riposo e digestione" del corpo, riducendo la tensione e l'ansia.

5. Postura migliore: una cattiva postura provoca spesso disagio e dolore, nonché problemi respiratori e circolatori. Le attività somatiche insegnano agli anziani come identificare e correggere i disallineamenti posturali. Possono trarre vantaggio da una postura migliore, una maggiore mobilità e una minore tensione su spalle, collo e schiena riequilibrando l'uso dei muscoli e l'allineamento delle articolazioni.

6. Aumento della consapevolezza di sé: il movimento somatico enfatizza il diventare più consapevoli di come il corpo si sente e si muove. Questa maggiore consapevolezza di sé consente agli anziani di notare e risolvere modelli di stress o tensione, evitando così lo sviluppo di dolore cronico e rigidità nel tempo.

7. Resilienza emotiva e chiarezza mentale: il movimento somatico rafforza la connessione mente-corpo, che promuove il benessere emotivo e la chiarezza mentale. Gli anziani che applicano questi approcci riferiscono spesso di sentirsi più radicati, concentrati ed emotivamente equilibrati. L'enfasi moderata sul movimento incoraggia anche il rilassamento, migliora la qualità del sonno e allevia i sintomi di disperazione o ansia.

8. Accessibilità e facilità di pratica: gli esercizi somatici sono adattabili a vari livelli di forma fisica e mobilità, rendendoli ideali per gli anziani, in particolare quelli con disabilità fisiche. I movimenti possono essere eseguiti seduti, in piedi o sdraiati, senza la necessità di attrezzature aggiuntive. Questa accessibilità consente a chiunque di trarne beneficio, indipendentemente dal suo stato fisico attuale.

Gli anziani che incorporano il movimento somatico nella loro routine quotidiana potrebbero sperimentare un ritrovato senso di vigore, fiducia e indipendenza, che migliora la loro qualità di vita complessiva.

Il movimento somatico fornisce un approccio completo e delicato per migliorare il benessere fisico e mentale degli anziani. Gli esercizi somatici, che si concentrano sulla consapevolezza, sull'intenzione e sulla connessione mente-corpo, possono aiutare ad alleviare il dolore, aumentare la flessibilità e ridurre lo stress. Il movimento somatico è una tecnica benefica per gli anziani che desiderano rimanere attivi, alleviare il disagio e riconnettersi con il proprio corpo. Migliora la salute, la vitalità e il benessere a lungo termine.

In che modo il movimento somatico differisce dall'esercizio tradizionale

Il movimento somatico e l'esercizio tradizionale svolgono ruoli e approcci distinti all'attività fisica. L'esercizio tradizionale si concentra sullo sviluppo della forza, della resistenza e delle prestazioni fisiche attraverso attività ripetitive e spesso guidate dall'esterno, mentre il movimento somatico sottolinea la consapevolezza interna, la consapevolezza e la connessione neuromuscolare tra il corpo e il cervello. Comprendere queste caratteristiche principali può aiutare le persone a determinare il metodo migliore per i loro obiettivi e circostanze, in particolare per gli anziani o coloro che soffrono di dolore cronico, stress o limitazioni di mobilità.

1. Focus: consapevolezza interna e performance esterna

- Movimento somatico: lo scopo principale del movimento somatico è acquisire una comprensione interna di come il corpo si sente e si muove. Ai praticanti viene chiesto di concentrarsi sulle sensazioni dei muscoli, delle articolazioni e sull'allineamento totale del corpo durante l'esecuzione di ogni movimento. Questa attenzione interna aiuta a riqualificare il sistema nervoso, alleviare lo stress e aumentare l'efficienza del movimento. Il movimento somatico è talvolta descritto come un viaggio personale alla scoperta e alla comprensione del corpo.

- Esercizi tradizionali: gli esercizi tradizionali spesso si concentrano su misurazioni esterne delle prestazioni, come quanto peso può essere sollevato, quanto lontano si può correre o quante ripetizioni di un movimento possono essere eseguite. L'obiettivo è spesso quello di produrre risultati misurabili come aumento muscolare, perdita di grasso o miglioramento delle prestazioni atletiche. Questo metodo spesso dà priorità al rispetto degli standard esteriori piuttosto che alla consapevolezza delle esperienze interne.

2. Intensità: delicata e rilassata contro rigorosa e stimolante

- Movimento somatico: le attività somatiche sono volutamente lente, morbide e rilassanti. L'accento è posto sul muoversi con facilità, minimizzando lo sforzo e permettendo al corpo di rilasciare la tensione accumulata. Questo approccio più delicato è particolarmente utile per gli anziani, coloro che si stanno riprendendo da un infortunio e coloro che soffrono di dolore cronico perché riduce la possibilità di ulteriore sforzo o disagio. I movimenti vengono eseguiti entro un range di movimento confortevole per garantire sicurezza ed efficacia.

- Esercizi tradizionali: gli allenamenti tradizionali includono spesso attività ad alta intensità o intense destinate a mettere alla prova il corpo. Questi potrebbero comportare sollevamento pesi intenso, cardio ad alto impatto o allenamento di resistenza. Sebbene queste attività possano migliorare la forza e la resistenza, potrebbero non essere appropriate per le persone che hanno limitazioni fisiche o che richiedono un approccio più ristoratore al movimento.

3. Approccio: correttivo e terapeutico vs. competitivo e orientato agli obiettivi

- Movimento somatico: le tecniche somatiche sono fondamentalmente curative e riparatrici. La riqualificazione del sistema neurale aiuta a trattare modelli di movimento problematici, tensione cronica e anomalie posturali. L'obiettivo non è raggiungere un determinato livello di forma fisica, ma ripristinare la naturale capacità del corpo di muoversi liberamente e facilmente. Ogni azione viene affrontata come un'indagine ponderata, per ridurre al minimo il dolore ed espandere la gamma di movimento.

- Esercizi tradizionali: l'approccio tradizionale è spesso competitivo o orientato agli obiettivi, indipendentemente dal fatto che l'obiettivo sia ridurre il peso, aumentare la massa muscolare o correre più veloce. Ciò può occasionalmente portare a una mentalità "nessun dolore, nessun guadagno", in cui le persone si spingono oltre i propri limiti, rischiando lesioni o esacerbando problemi esistenti.

4. Connessione: integrazione mente-corpo vs. esecuzione meccanica

- Movimento somatico: ogni esercizio di movimento somatico coinvolge sia la mente che il corpo. Ai praticanti viene insegnato ad essere pienamente presenti, osservando come il loro corpo reagisce ad ogni movimento. Questa consapevolezza aiuta a riqualificare la relazione cervello-corpo, risolvendo lo stress a lungo termine o le cattive abitudini di movimento. Ad esempio, qualcuno che pratica la somatica può concentrarsi su come si sente la parte bassa della schiena durante un'inclinazione pelvica di base, apportando modifiche per rilasciare la tensione secondo necessità.

- Esercizi tradizionali: gli allenamenti tradizionali spesso enfatizzano l'esecuzione meccanica delle attività, come il mantenimento di una buona forma o il completamento di un numero predeterminato di ripetizioni. Sebbene la forma corretta sia importante, l'enfasi viene spesso posta sull'aspetto esteriore del movimento piuttosto che sulle sensazioni interne. Ad esempio, qualcuno che solleva pesi può concentrarsi sul completamento delle ripetizioni senza prestare attenzione ai piccoli segnali provenienti dal proprio corpo.

5. Neuroplasticità: riprogrammazione del sistema nervoso rispetto alla ripetizione dei movimenti

- Movimento somatico: gli esercizi somatici attivano il sistema neurale e modificano gli schemi di movimento. Questo processo si basa sulla neuroplasticità del cervello o sulla capacità di generare nuove connessioni neurali. Il movimento somatico allena il cervello a lasciare andare schemi dannosi, come la tensione muscolare persistente, a favore di modi di movimento più sani ed efficienti.

- Esercizi tradizionali: gli allenamenti tradizionali utilizzano la ripetizione e la coerenza per sviluppare la memoria muscolare. Sebbene ciò possa aumentare la forza e la resistenza, non sempre risolve i modelli di movimento errati. Se qualcuno con una postura scorretta non presta attenzione alla meccanica del proprio corpo, potrebbe involontariamente rafforzare le proprie preoccupazioni sulla postura durante le routine ripetitive di allenamento della forza.

6. Impatto: riparativo vs. induttore dello stress

- Movimento somatico: le tecniche somatiche sono naturalmente riparatrici, facilitano il rilassamento, la riduzione dello stress e uno stato di calma. Usano spesso pratiche di respirazione e consapevolezza per creare uno stato contemplativo. Ciò rende il movimento somatico una scelta eccellente per chiunque cerchi di alleviare l'ansia, aumentare il sonno o recuperare da un danno fisico o mentale.

- Esercizi tradizionali: sebbene gli allenamenti tipici possano alleviare lo stress per alcune persone, spesso attivano la risposta di lotta o fuga del corpo, in particolare durante le sessioni ad alta intensità. Questo può essere tonificante, ma potrebbe non essere appropriato per le persone che preferiscono un approccio al movimento più rilassante e rigenerante.

7. Personalizzazione: esperienza personalizzata vs. soluzione unica per tutti

- Movimento somatico: le pratiche somatiche sono molto individualizzate. I praticanti sono invitati ad ascoltare il proprio corpo e a modificare i movimenti per adattarli alle loro esigenze specifiche e ai livelli di comfort. Non esistono linee guida chiare su quanto allungare o quante ripetizioni eseguire; ciò che conta di più è come si sente il corpo durante l'esercizio.

- Esercizi tradizionali: i programmi di esercizi tradizionali spesso adottano un approccio unico per tutti, con serie, ripetizioni e linee guida sul peso predeterminate. Sebbene i personal trainer o gli allenatori possano suggerire modifiche, il quadro generale di queste attività è meno adattabile delle pratiche somatiche.

8. Risultati: benessere olistico rispetto alla forma fisica

- Movimento somatico: il movimento somatico produce risultati olistici, indirizzando il benessere sia fisico che emotivo. Tra i vantaggi figurano l'alleviamento del dolore, l'aumento della mobilità, la diminuzione della tensione e un più forte senso di connessione corporea.

La somatica può essere vista come una pratica a lungo termine che promuove la salute generale e la qualità della vita.

- Esercizi tradizionali: gli esercizi tradizionali producono principalmente risultati fisici, come maggiore forza, resistenza e forma cardiovascolare. Sebbene siano benefici per la salute generale, potrebbero non risolvere problemi più seri come tensione persistente, cattiva postura o stress.

Il movimento somatico è un'alternativa delicata e ponderata all'esercizio tradizionale che enfatizza la consapevolezza interna, gli effetti terapeutici e la connessione mente-corpo. Gli allenamenti tradizionali sottolineano le prestazioni esterne e i risultati misurabili, mentre gli allenamenti somatici si concentrano su come il corpo si sente e si muove. Ciò lo rende un'ottima alternativa per gli anziani, coloro che si stanno riprendendo da un infortunio o chiunque cerchi un approccio rigenerante e completo all'attività fisica. Adottando il movimento somatico, i praticanti possono costruire un legame più forte con il proprio corpo, alleviare il dolore e lo stress e raggiungere un benessere a lungo termine.

Pratiche somatiche comuni

Il movimento somatico comprende una vasta gamma di tecniche e discipline che enfatizzano la consapevolezza, il movimento lento e la connessione mente-corpo. Queste pratiche si basano sui concetti di consapevolezza e neuroplasticità e mirano ad aiutare le persone a migliorare la propria salute fisica e mentale riqualificando il proprio sistema nervoso. Di seguito sono riportate alcune delle pratiche somatiche più popolari, le loro tecniche distinte e il modo in cui contribuiscono a migliorare il movimento, la flessibilità e la resilienza emotiva.

1. Hanna Somatici

Thomas Hanna ha sviluppato Hanna Somatics, un approccio basato sul movimento che mira a riqualificare il cervello per rilasciare la tensione muscolare cronica. Si concentra sull'amnesia senso-motoria, che si verifica quando il sistema nervoso dimentica come rilassare muscoli specifici a causa di stress o traumi ripetuti.

Tecniche fondamentali:

- Pandiculazione: è la contrazione e il rilascio graduale dei muscoli, combinato con l'attenzione, per ripristinare il sistema nervoso.
- Formazione sulla consapevolezza: incoraggia le persone a identificare le aree di tensione o disagio durante il movimento e a rilasciare intenzionalmente la tensione.
- Integrazione funzionale: movimenti che replicano le attività quotidiane per aumentare la facilità e l'efficienza complessiva.

Vantaggi:
- Sollievo dal disagio persistente causato dalla tensione muscolare.
- Miglioramento della postura e dell'allineamento.
- Maggiore facilità nello svolgimento dei compiti quotidiani.

Adatto a: anziani, chiunque soffra di dolore cronico e chiunque abbia tensioni muscolari dovute a stress o sforzi ripetitivi.

2. Il Metodo Feldenkrais

Moshe Feldenkrais ha sviluppato questo metodo per migliorare gli schemi di movimento e la postura attraverso movimenti consapevoli ed esplorativi. Si basa sul concetto che una maggiore consapevolezza del corpo porta a movimenti più efficienti e indolori.

Tecniche fondamentali:

- Consapevolezza attraverso il movimento (ATM): sessioni guidate in cui i partecipanti eseguono movimenti modesti e delicati concentrandosi sulle proprie sensazioni interiori.
- L'Integrazione Funzionale (FI) è una terapia individuale in cui un professionista guida delicatamente il corpo dell'individuo attraverso nuove possibilità di movimento.

Vantaggi:
- Miglioramento della coordinazione e dell'equilibrio.
- Riduzione del disagio fisico o della rigidità.
- Migliore comprensione dei modelli di movimento abituali e dei loro effetti sul corpo.

Adatto a: anziani, sportivi, ballerini e coloro che si stanno riprendendo da infortuni o interventi chirurgici.

3. Tecnica Alexander

La Tecnica Alexander mira a migliorare la postura, l'allineamento e l'efficienza generale del movimento. Creato da F. M. Alexander, questo approccio è particolarmente utile per alleviare lo stress fisico prodotto da una cattiva postura e dalla tensione abituale.

Tecniche fondamentali:

- Consapevolezza posturale: insegnare alle persone a identificare e rilasciare tensioni inutili nel collo, nelle spalle e nella schiena.
- Movimento dinamico: promozione di movimenti fluidi ed equilibrati nelle attività quotidiane come sedersi, stare in piedi e camminare.
- Inibizione e direzione: imparare a fermarsi prima di muoversi e guidare deliberatamente il corpo ad agire con meno sforzo.

Vantaggi:
- Miglioramento della postura e dell'allineamento della colonna vertebrale.
- Riduzione dello stress e della tensione nel corpo.
- Prestazioni migliorate per musicisti, attori e altri professionisti che richiedono movimenti precisi.

Adatto a: Anziani con postura scorretta, chi soffre di dolori al collo o alla schiena e chi cerca un maggiore controllo sui propri movimenti.

4. Centratura Corpo-Mente (BMC)

Bonnie Bainbridge Cohen ha creato il Body-Mind Centering, una tecnica somatica olistica che combina il movimento con un'indagine approfondita dell'anatomia, della fisiologia e dei modelli di sviluppo umano.

Tecniche fondamentali:

- Incarnazione del sistema corporeo: i partecipanti imparano a percepire e manipolare vari sistemi corporei, come ossa, muscoli e organi, il che li aiuta a diventare più consapevoli di sé.
- I modelli di movimento evolutivo sono movimenti influenzati dallo sviluppo della prima infanzia che mirano a ripristinare la meccanica naturale del corpo.
- Il dialogo somatico è l'esplorazione delle relazioni emotive ed energetiche del corpo per favorire la guarigione.

Vantaggi:

- Maggiore coordinazione e fluidità nei movimenti.
- Migliore comprensione dell'anatomia e delle funzioni del corpo.
- L'esplorazione somatica aiuta a migliorare la resilienza emotiva.

Adatto a: praticanti di yoga, danza e terapia, nonché anziani che cercano una connessione più forte con il proprio corpo.

5. Yoga somatico

Lo Yoga Somatico combina le classiche posture yoga con concetti somatici, enfatizzando i movimenti lenti e concentrati e la consapevolezza interna. Questa pratica invita i praticanti a indagare le sensazioni e i limiti del proprio corpo senza giudizio.

Tecniche fondamentali:

- Posizioni yoga delicate: progettate per essere accessibili e sicure per persone di tutte le età e abilità.
- La respirazione consapevole è la pratica di coordinare respiro e movimento per migliorare la calma e l'attenzione.
- Rilassamento intenzionale: rilasciare la tensione durante e dopo le pose per rafforzare la connessione mente-corpo.

Vantaggi:

- Maggiore flessibilità e forza senza sforzo.
- Riduzione dell'ansia e aumento del benessere emotivo.
- Trattamento delicato per lesioni o dolore persistente.

Adatto a: anziani, principianti nello yoga e persone con mobilità ridotta.

6. Movimento continuo

Continuum Movement, creato da Emilie Conrad, indaga la natura fluida del corpo e la sua relazione con i ritmi naturali del pianeta. Promuove la guarigione e la vitalità attraverso la respirazione, il suono e i movimenti delicati.

Tecniche fondamentali:

- Consapevolezza del respiro: respirazione profonda ed espansiva che promuove la calma e il flusso di energia.
- Movimenti ondulatori: movimenti fluidi, simili a onde, che ricordano i modelli naturali osservati nell'acqua e in altri sistemi organici.
- L'Integrazione del Suono è l'uso di vocalizzazioni per alleviare la tensione e aumentare la consapevolezza interiore.

Vantaggi:
- Maggiore vitalità ed energia.
- Miglioramento della gamma di movimento e salute delle articolazioni.
- Sollievo emotivo e riduzione dello stress.

Adatto a: anziani, ballerini e chiunque cerchi approcci terapeutici alternativi.

7. L'approccio di Trager

L'approccio Trager, sviluppato dal Dr. Milton Trager, enfatizza movimenti morbidi e ritmici per alleviare la tensione e promuovere una sensazione di leggerezza e comfort nel corpo.

Tecniche fondamentali:

- Lavoro al tavolo: un professionista dondola e muove delicatamente il corpo del cliente mentre giace su un lettino da massaggio, incoraggiando il rilassamento.
- Mentastica: esercizi di cura di sé che utilizzano movimenti delicati e gioiosi per incorporare i vantaggi del lavoro al tavolo nella vita di tutti i giorni.

Vantaggi:

- Sollievo dal dolore cronico e dalla tensione.
- Aumento del senso di libertà nel movimento.
- Riduzione dello stress e aumento del benessere generale.

Adatto a: individui che cercano sollievo dallo stress, persone che guariscono da incidenti e anziani con problemi di mobilità.

8. Eutoni

Eutony, creato da Gerda Alexander, si concentra sullo sviluppo dell'armonia all'interno del corpo aumentando la consapevolezza della tensione e rilasciandola attraverso movimenti delicati e tocco.

Tecniche fondamentali:

- La consapevolezza tattile è l'esplorazione della consistenza, del peso e della forma del corpo attraverso il tatto.
- Esplorazione del movimento: esercizi delicati e fluidi che migliorano l'equilibrio e la fluidità.
- Tecniche di rilassamento: modi per alleviare lo stress e promuovere un senso di calma.

Vantaggi:
- Maggiore consapevolezza fisica e coordinazione.
- Riduzione della rigidità muscolare e del disagio.
- Miglioramento dell'equilibrio emotivo.

Adatto a: Anziani, persone con stress cronico e coloro che cercano una pratica di movimento meditativo.

Con così tante pratiche somatiche accessibili, è fondamentale selezionarne una che corrisponda ai tuoi obiettivi, condizioni fisiche e interessi. Ogni pratica ha caratteristiche distinte e molte possono essere adattate per soddisfare esigenze specifiche. Che tu voglia alleviare il dolore cronico, migliorare la postura o ottenere una sensazione di rilassamento più profonda, un approccio somatico può aiutarti a riconnetterti con il tuo corpo e muoverti più liberamente.

Chi può trarre beneficio dal movimento somatico?

Il movimento somatico è un approccio diversificato e inclusivo al benessere fisico e mentale che offre vantaggi significativi a persone di tutte le età, abilità fisiche e problemi di salute. La sua enfasi sulla consapevolezza, sulla mobilità delicata e sulla consapevolezza del corpo interno rende lo yoga molto utile per affrontare una varietà di problemi. *Ecco uno sguardo approfondito su chi può trarre beneficio dal movimento somatico e perché:*

1. Anziani che cercano maggiore mobilità e indipendenza

Con l'avanzare dell'età, il nostro corpo si altera naturalmente, perdendo massa muscolare, irrigidendo le articolazioni e perdendo flessibilità. Queste alterazioni potrebbero causare disagio, mobilità limitata e un aumento del rischio di cadute. Il movimento somatico è molto utile per gli anziani poiché consente loro di:

- Migliora la flessibilità e la salute delle articolazioni: movimenti delicati e controllati migliorano la fluidità articolare, riducendo la rigidità e facilitando le azioni quotidiane come piegarsi, allungarsi e camminare.
- Migliorare l'equilibrio e la coordinazione: concentrandosi sulla consapevolezza del corpo, le

attività somatiche migliorano la coordinazione e l'equilibrio, tutti aspetti fondamentali per ridurre al minimo le cadute, una causa comune di lesioni nelle persone anziane.

- Allevia il dolore cronico: molti anziani soffrono di dolore cronico a causa di artrite, problemi alla schiena o altre malattie. Gli esercizi somatici servono ad alleviare la tensione e riqualificare il sistema nervoso, con conseguente sollievo dal dolore a lungo termine.
- Promuovere l'indipendenza: migliorando la mobilità, la forza e la fiducia, gli anziani possono estendere la loro indipendenza e la qualità della vita.

2. Individui che vivono con dolore cronico

Il dolore cronico, causato da fibromialgia, artrite o lesioni, è spesso il risultato di ripetuti modelli di tensione e limitazione dei movimenti. Il movimento somatico tratta queste preoccupazioni attraverso:

- Rilascio della tensione muscolare: movimenti delicati e ripetitivi consentono al corpo di "disimparare" comportamenti che inducono dolore, riducendo la tensione muscolare e il disagio.
- Riqualificazione del sistema nervoso: le pratiche somatiche utilizzano la neuroplasticità – la capacità del

cervello di generare nuovi percorsi – per sostituire azioni dolorose con alternative indolori.

- Fornire un'alternativa sicura: a differenza degli esercizi ad alto impatto o severi, i movimenti somatici sono lievi e adattivi, rendendoli perfetti per le persone che non sono in grado di esercitarsi a causa del dolore.

3. Individui con elevati livelli di stress o ansia

La vita moderna è spesso accompagnata da stress, preoccupazione e segni fisici di queste situazioni, come spalle strette, respiro superficiale o problemi di stomaco. Il movimento somatico può trarre beneficio da:

- Il rilassamento viene favorito attraverso tecniche di respirazione consapevole e movimenti calmi e meditati, che stimolano il sistema nervoso parasimpatico e riducono la reazione allo stress del corpo.
- Riconnettere mente e corpo: lo stress e l'ansia possono provocare un divario tra il modo in cui si sente il corpo e il modo in cui la mente percepisce. Le attività somatiche aiutano a colmare questo divario promuovendo la calma e l'autoconsapevolezza.
- Rilasciare la tensione legata allo stress: nel corso del tempo, lo stress si accumula nel corpo, causando tensione cronica in luoghi come il collo, la schiena e la

mascella. Le attività somatiche servono ad alleviare i "punti caldi" dello stress, ripristinando agio e comfort.

4. Persone che si stanno riprendendo da infortuni o interventi chirurgici

A seguito di un incidente o di un intervento chirurgico, il corpo può sviluppare schemi di movimento compensatori che producono disagio o limitano la mobilità. Il movimento somatico favorisce la riabilitazione attraverso:

- Ricostruire la coordinazione muscolare: allenamenti delicati e attenti possono aiutare a ripristinare schemi di movimento efficienti che sono stati disturbati da un infortunio.
- Riduzione della tensione del tessuto cicatrizzato: i movimenti somatici promuovono un lieve allungamento e mobilità, che possono aiutare ad alleviare la rigidità comunemente associata al recupero chirurgico.
- Ripristino della fiducia nel movimento: un infortunio può causare la paura di un nuovo infortunio, con conseguenti movimenti esitanti o cauti. Le pratiche somatiche promuovono la fiducia nel corpo favorendo movimenti deliberati e indolori.

5. Atleti che cercano prestazioni migliori e prevenzione degli infortuni

Gli atleti spesso sollecitano al massimo il proprio corpo, il che provoca squilibri muscolari, stress e un aumento del rischio di lesioni. Includere il movimento somatico nel regime di un atleta può:

- Migliorare la consapevolezza del corpo: capire come si muove e si sente il corpo può aiutare gli atleti a migliorare la propria tecnica ed evitare una sovracompensazione di specifici gruppi muscolari.
- Migliora il recupero: le attività somatiche promuovono il rilassamento e il sollievo dalla tensione, consentendo agli atleti di recuperare più velocemente dopo allenamenti o tornei faticosi.
- Prevenire gli infortuni: le tecniche somatiche riducono il rischio di infortuni da uso eccessivo identificando e correggendo squilibri o movimenti limitati.

6. Persone con patologie neurologiche

Malattie neurologiche come il morbo di Parkinson, la sclerosi multipla e l'ictus spesso compromettono la coordinazione, l'equilibrio e la funzione motoria. Il movimento somatico può offrire un grande aiuto attraverso:

- Gli esercizi somatici promuovono la neuroplasticità, ovvero la capacità del cervello di adattarsi e costruire nuovi percorsi neurali, che migliorano la coordinazione e le capacità motorie.

- Migliorare la mobilità: movimenti delicati e consapevoli aiutano a mantenere o recuperare l'ampiezza dei movimenti, contrastando la rigidità e la spasticità frequenti in queste malattie.

- Promuovere il rilassamento: lo stress e la frustrazione sono sintomi comuni di molte malattie neurologiche. Le attività somatiche promuovono un senso di pace e accettazione.

7. Individui con problemi posturali o stili di vita sedentari

Una seduta prolungata, una postura scorretta e azioni ripetitive spesso provocano squilibri muscolari, rigidità e disagio. Il movimento somatico contribuisce a:

- Riallineare il corpo: gli esercizi somatici aiutano a ripristinare l'allineamento e l'equilibrio aumentando la consapevolezza della postura e dei modelli di movimento abituali.

- Rilascia la tensione della seduta: allungamenti e movimenti delicati possono aiutare ad alleviare le conseguenze di una seduta prolungata, come flessori dell'anca tesi, spalle arrotondate e rigidità della parte bassa della schiena.

- Incoraggiare la posizione seduta e eretta attiva: gli approcci somatici educano le persone su come attivare efficacemente i muscoli durante le attività quotidiane, riducendo lo sforzo e la stanchezza.

8. Individui interessati allo sviluppo personale e alla consapevolezza

Il movimento somatico è più di una semplice attività fisica; è anche un'esplorazione della propria identità. Per le persone interessate allo sviluppo personale, offre:

- Esplorare come si sente e si muove il corpo porta a un sentimento più forte di autoconsapevolezza e autenticità.
- Vita consapevole: concetti di movimento somatico come presenza, intenzione e facilità influenzano le interazioni e le abitudini quotidiane oltre alla pratica stessa.
- Rilascio emotivo: il movimento è intimamente legato alle emozioni. Le tecniche somatiche possono spesso aiutare le persone a liberare le emozioni represse, determinando un senso di liberazione e calma.

9. Professionisti con lavori ad alto stress

Medici, insegnanti, operatori sanitari e altri professionisti in posizioni impegnative sperimentano spesso burnout, stress fisico e stanchezza emotiva. Il movimento somatico può avvantaggiarli:

- Semplici esercizi somatici eseguiti durante le pause aiutano ad alleviare la tensione in aree come il collo, la schiena e le spalle.
- Ridurre i sintomi del burnout: la natura premurosa e rilassante dei somatici aiuta a compensare il costo mentale ed emotivo del lavoro ad alta pressione.
- Ripristina energia: movimenti delicati energizzano il corpo senza impoverirlo, fornendo un ristoro a lungo termine.

10. Individui nuovi all'esercizio fisico o con mobilità limitata

Il movimento somatico fornisce un punto di ingresso amichevole per le persone che sono nuove al fitness o che hanno limitazioni fisiche.

- Accessibilità: la maggior parte degli esercizi somatici può essere modificata per adattarsi a vari livelli di forma fisica ed eseguita seduti o sdraiati.
- Le attività somatiche promuovono la fiducia concentrandosi su ciò che sembra piacevole piuttosto che raggiungere un obiettivo specifico.
- Incoraggiare l'esplorazione: il movimento somatico consente alle persone di mettere alla prova le proprie capacità senza paura del rifiuto o del fallimento.

Il movimento somatico è una tecnica trasformativa che risponde a una varietà di esigenze, tra cui il sollievo dal dolore cronico, il miglioramento delle prestazioni sportive, la gestione dello stress e il benessere emotivo. La sua versatilità e l'enfasi sulla consapevolezza interna lo rendono disponibile e vantaggioso quasi per chiunque, indipendentemente dall'età, dalle condizioni fisiche o dalle circostanze della vita. Gli individui possono trarre beneficio dall'incorporare pratiche somatiche nella loro vita quotidiana sentendosi più a proprio agio, vibranti e connessi a se stessi.

CAPITOLO 2: LA SCIENZA DIETRO IL MOVIMENTO SOMATICO

Come gli allenamenti somatici influenzano il sistema neurologico

Mentre i vantaggi di questi esercizi sono spesso collegati a risultati fisici come maggiore flessibilità, forza e mobilità, l'impatto delle pratiche somatiche sul sistema nervoso è altrettanto profondo e fondamentale per la loro efficacia. Comprendere come gli esercizi somatici influenzano il sistema neurologico potrebbe aiutare le persone, soprattutto gli anziani, a comprendere l'enorme connessione mente-corpo che promuovono.

Il sistema nervoso è la rete di comunicazione del corpo, che trasferisce messaggi tra il cervello, il midollo spinale e altri organi. È diviso in due parti principali: il sistema nervoso centrale (SNC), che contiene il cervello e il midollo spinale, e il sistema nervoso periferico (PNS), che contiene tutti gli altri nervi che si diramano verso gli arti, gli organi e i tessuti. Il sistema nervoso dirige e regola tutte le funzioni corporee, dai compiti basilari di sopravvivenza come il battito cardiaco e la respirazione ad attività più complicate come il movimento, la cognizione e le emozioni.

Il sistema nervoso ha due rami principali che influenzano la risposta del corpo allo stress e al rilassamento:

- Il sistema nervoso simpatico (SNS) Il sistema nervoso simpatico, talvolta noto come sistema "lotta o fuga", prepara il corpo all'azione in reazione ai pericoli percepiti aumentando la frequenza cardiaca, la pressione sanguigna e la tensione muscolare.
- Il sistema nervoso parasimpatico (SNP) Al contrario, il SNP è noto come il sistema "riposo e digestione", che promuove il rilassamento, rallenta la frequenza cardiaca e consente al corpo di recuperare e riparare.

Gli esercizi somatici tentano di regolare il sistema nervoso riducendo al minimo l'iperattività del SNS e incoraggiando azioni riparatrici del SNS.

La funzione degli esercizi somatici nella regolazione del sistema nervoso

Le attività somatiche, che implicano movimenti delicati e consapevoli, tecniche di respirazione e consapevolezza corporea focalizzata, influenzano sia il sistema nervoso centrale che quello sistema nervoso in modi distinti. Gli individui che si impegnano deliberatamente in movimenti lenti e concentrati e prestano grande attenzione alle sensazioni fisiologiche generano un ciclo di feedback che calma il sistema nervoso e promuove risposte neuronali sane.

1. Aumentare la consapevolezza corporea (propriocezione)

Una delle idee principali degli esercizi somatici è quella di migliorare la consapevolezza del corpo, nota anche come propriocezione, ovvero la capacità di percepire e comprendere la propria posizione nello spazio. Questa consapevolezza è essenziale per la coordinazione del movimento e la prevenzione degli infortuni, nonché per la modulazione del sistema nervoso.

Gli esercizi somatici aumentano la consapevolezza delle persone sulla postura, sulla respirazione e sulla tensione muscolare, fornendo segnali al cervello che aiutano a riprogrammare la reazione del corpo allo stress e al movimento. Questa migliore propriocezione aiuta nella riqualificazione del sistema nervoso incoraggiando un migliore controllo dell'attività muscolare e della coordinazione. Le attività somatiche, come allungamenti lievi o movimenti regolati, stimolano il sistema nervoso centrale a concentrarsi sui dati sensoriali provenienti da muscoli e articolazioni, consentendo al corpo di muoversi più liberamente e comodamente.

Negli anziani, una maggiore consapevolezza può migliorare il controllo motorio e ridurre la probabilità di cadute o incidenti. Aiuta anche a stimolare i percorsi neuronali che potrebbero essere rimasti inattivi a causa dell'invecchiamento o dell'inattività fisica, incoraggiando il sistema nervoso a rispondere in modo più sano.

2. Aumento della neuroplasticità

La neuroplasticità si riferisce alla capacità del cervello di ristrutturarsi creando nuove connessioni neurali. Con l'avanzare dell'età, la plasticità del cervello diminuisce, rendendo più difficile il recupero dagli incidenti, la gestione del dolore e l'adattamento a nuovi movimenti o cambiamenti nella salute fisica. Tuttavia, è stato scoperto che gli esercizi somatici aumentano la neuroplasticità coinvolgendo il corpo in modi unici, consentendo al cervello di stabilire nuovi percorsi.

Nel contesto delle attività somatiche, la neuroplasticità è particolarmente utile per modificare i modelli di movimento e alleviare il dolore cronico. Ad esempio, se una persona ha una cattiva postura o schemi di movimento inefficienti a causa di un precedente infortunio o di una sofferenza a lungo termine, gli esercizi somatici possono aiutare il cervello a "imparare nuovamente" schemi di movimento più sani, riducendo il dolore e migliorando la mobilità generale.

Le tecniche somatiche attivano anche i centri emotivi del cervello poiché spesso implicano la connessione con le sensazioni e le emozioni del corpo. Questa connessione può aiutare a ridurre l'ansia, la paura e lo stress, che possono portare a tensione muscolare e dolore. Gli individui possono migliorare la propria capacità di gestire il dolore e lo stress riqualificando il cervello attraverso il movimento consapevole, che avvantaggia sia la loro salute mentale che fisica.

3. Diminuzione dello stress e dell'ansia

Lo stress cronico contribuisce in modo significativo alla disfunzione del sistema nervoso. L'attivazione prolungata del SNS, che può verificarsi a causa dello stress, causa diversi problemi di salute fisica ed emotiva, tra cui tensione muscolare, battito cardiaco accelerato, pressione alta e stanchezza mentale. Le attività somatiche servono a contrastare gli effetti dello stress stimolando il sistema nervoso parasimpatico (PNS).

Le tecniche somatiche, che includono movimenti lenti e deliberati, respirazione consapevole e consapevolezza, aiutano ad attivare il sistema nervoso parasimpatico. Ciò promuove un senso di calma e relax abbassando la frequenza cardiaca, la pressione sanguigna e la tensione muscolare. Ciò è particolarmente importante per gli anziani, poiché lo stress prolungato può peggiorare malattie come l'ipertensione, le malattie cardiache e il dolore cronico.

Gli esercizi di respirazione, spesso inclusi nelle pratiche somatiche, hanno un ruolo importante nel calmare il sistema nervoso. La respirazione profonda e diaframmatica stimola il nervo vago, una componente cruciale del PNS. Questo tipo di respirazione incoraggia la naturale risposta di rilassamento del corpo, che aiuta a ridurre lo stress, aumentare la qualità del sonno e migliorare l'umore generale.

4. Sollievo dal dolore con il movimento somatico

Gli esercizi somatici possono anche alleviare il dolore rilassando il sistema nervoso e aiutando il cervello a reinterpretare i segnali del dolore. Il dolore cronico nel corpo è spesso causato dal fatto che il sistema nervoso rimane "bloccato" in un circuito di elevata sensibilità. Ciò potrebbe essere causato da una lesione, un'infiammazione o uno stress emotivo. Le attività somatiche aiutano il naturale processo di guarigione del corpo spingendo il cervello a cambiare la sua enfasi dal dolore alla facilità e al conforto.

Esercizi come un leggero stretching o movimenti moderati e controllati, ad esempio, aiutano ad alleviare la tensione nei muscoli e nelle articolazioni mentre il cervello si concentra su sensazioni non dolorose. Nel tempo, questo può riqualificare il cervello per renderlo meno sensibile al dolore. Inoltre, questi esercizi migliorano la postura e l'allineamento corretti, il che può aiutare con il dolore cronico causato da cattive abitudini di movimento o squilibri muscolari.

5. Migliorare l'equilibrio e la coordinazione

Il sistema nervoso è direttamente responsabile del mantenimento dell'equilibrio e della coordinazione. Le attività somatiche, che si concentrano su movimenti lenti e controllati, possono aiutare il cervello ad assorbire le informazioni sensoriali legate all'equilibrio. Le persone che praticano il movimento consapevole aumentano il collegamento tra cervello e muscoli, il che può migliorare la coordinazione e ridurre la possibilità di cadere, un problema significativo tra gli anziani.

I movimenti che utilizzano la propriocezione e si concentrano su movimenti brevi e controllati aiutano il sistema nervoso ad attivare i muscoli adeguati per l'equilibrio, riducendo il rischio di instabilità e lesioni.

Gli esercizi somatici non sono utili solo per aumentare la flessibilità e la forza fisica, ma hanno anche un impatto significativo sul sistema nervoso. Questi esercizi aumentano la neuroplasticità, regolano il sistema nervoso autonomo, riducono lo stress, alleviano il dolore e migliorano l'equilibrio e la coordinazione includendo movimenti consapevoli, respirazione e consapevolezza del corpo. Le tecniche somatiche possono migliorare la qualità della vita degli anziani aumentando il movimento, diminuendo il disagio e promuovendo il benessere emotivo e mentale. Gli anziani che incorporano esercizi somatici nella loro routine quotidiana possono massimizzare il potenziale del loro sistema nervoso, permettendo loro di vivere stili di vita più attivi, indolori ed equilibrati.

La connessione tra corpo e mente

La connessione tra il corpo e la mente è una delle caratteristiche più significative dell'esistenza umana. Questa connessione, nota anche come collegamento mente-corpo, è essenziale per il modo in cui percepiamo, sperimentiamo e rispondiamo a ciò che ci circonda. Colpisce la nostra salute fisica, il benessere emotivo e la qualità generale della vita. La scienza moderna, le filosofie antiche e varie tecniche terapeutiche hanno approfondito questa complessa relazione, rivelandone il significato e fornendo strumenti per sfruttare il suo potenziale di guarigione e di sviluppo personale.

La connessione corpo-mente è fondamentalmente l'interazione tra i nostri stati mentali (pensieri, emozioni e atteggiamenti) e la salute e il funzionamento del nostro corpo. Esprime l'idea che ciò che pensiamo e sentiamo può influenzare direttamente il nostro stato fisiologico e viceversa. Lo stress, come risposta emotiva o psicologica, può causare sintomi fisici come mal di testa, rigidità muscolare e persino malattie a lungo termine come l'ipertensione. Allo stesso modo, condizioni fisiche come il dolore cronico o le malattie possono avere un impatto sulla salute mentale, portando potenzialmente ad ansia o disperazione.

I sistemi neurologico, endocrino e immunologico svolgono tutti un ruolo nella mediazione di questo collegamento. Questi sistemi comunicano in modo bidirezionale, formando un circuito di feedback dinamico che mantiene il corpo e la mente in costante dialogo.

Il collegamento corpo-mente non è solo un'idea filosofica; è supportato da una ricchezza di prove empiriche.

1. Risposta allo stress e salute: quando il cervello rileva una minaccia, avvia la risposta "lotta o fuga" attraverso l'asse ipotalamo-ipofisi-surrene (HPA). Ciò provoca il rilascio di sostanze chimiche legate allo stress come il cortisolo e l'adrenalina, che preparano il corpo all'azione.

1. L'attivazione cronica di questa reazione dovuta allo stress cronico può avere un'influenza deleteria sulla salute fisica, causando malattie come malattie cardiovascolari, compromissione della funzione immunologica e disturbi metabolici.

2. Il ruolo dei neurotrasmettitori: i neurotrasmettitori come la serotonina e la dopamina svolgono un ruolo importante sia nella salute mentale che fisica. Ad esempio, bassi livelli di serotonina sono collegati alla depressione e all'ansia, ma hanno anche un impatto

sulla salute dell'intestino perché la maggior parte della serotonina viene prodotta nel tratto gastrointestinale.

3. L'effetto placebo: l'effetto placebo è un esempio lampante del collegamento corpo-mente. Quando le persone credono di ricevere un trattamento efficace, i loro sintomi solitamente migliorano, anche se il trattamento è inefficace. Questo fenomeno dimostra l'impatto di atteggiamenti e credenze sulla salute fisica.

4. Psiconeuroimmunologia
5. Questo ramo di studi si concentra su come le condizioni psicologiche influenzano il sistema immunitario. Secondo la ricerca, lo stress e le emozioni negative possono compromettere la funzione immunologica, ma le buone emozioni e le tecniche di consapevolezza possono migliorarla.

6. L'asse intestino-cervello: l'asse intestino-cervello è un meccanismo di comunicazione bidirezionale tra il sistema nervoso centrale (cervello e midollo spinale) e il sistema nervoso enterico (intestino). Sottolinea come la salute dell'intestino influisce sull'umore e sulla cognizione e viceversa. Questo collegamento è così forte che l'intestino viene comunemente definito il "secondo cervello".

Le emozioni costituiscono un importante collegamento tra il corpo e la mente. Si sviluppano dalle nostre interpretazioni degli stimoli interni ed esterni e si manifestano sia intellettualmente che fisicamente. Per esempio:

- La paura può causare battito cardiaco accelerato e rigidità muscolare.
- La tristezza potrebbe sembrare stanchezza o sensazione di pesantezza al petto.
- La gioia provoca spesso un'accelerazione del battito cardiaco e una sensazione di leggerezza.

Queste espressioni fisiche delle emozioni dimostrano quanto siano inestricabilmente legati i nostri stati mentali e fisici. La soppressione delle emozioni può provocare stress irrisolto nel corpo, che può contribuire a disagio o malattia persistenti. Al contrario, notare ed elaborare le emozioni può aiutare a promuovere la guarigione e ridurre lo stress.

Le tecniche di consapevolezza come la meditazione, lo yoga e il tai chi sono metodi efficaci per migliorare la connessione corpo-mente. Queste tecniche enfatizzano la presenza nel momento presente e incoraggiano le persone a prestare attenzione ai propri pensieri, sentimenti e sensazioni corporee senza giudizio. Secondo la ricerca, la consapevolezza può

- Ridurre lo stress e l'ansia.

- Migliorare l'attenzione e la regolazione emotiva.
- Riduce la pressione sanguigna e la frequenza cardiaca.
- Migliora la funzione immunologica.

La consapevolezza incoraggia anche l'interocezione, ovvero la capacità di rilevare e comprendere le sensazioni interne del corpo come la fame, la sete e il disagio. Una migliore interocezione può portare a una maggiore cura di sé e alla gestione dello stress.

Le pratiche somatiche, come gli esercizi somatici, l'esperienza somatica e altre terapie di consapevolezza corporea, mirano a riconnettere le persone con il proprio corpo. Questi metodi riconoscono che traumi, stress ed emozioni negative possono rimanere "bloccati" nel corpo, causando dolore fisico ed emotivo.

Le tecniche somatiche spingono le persone a rilasciare la tensione, migliorare la postura e ripristinare l'armonia corpo-mente attraverso movimenti delicati e consapevoli e scansioni del corpo. Queste attività possono essere particolarmente utili per gli anziani in termini di gestione del dolore cronico, miglioramento della mobilità e riduzione dell'ansia.

Lo stress è uno dei principali fattori di disturbo della relazione corpo-mente. Lo stress prolungato può avere una serie di ripercussioni corporee dannose, tra cui infiammazioni, squilibri ormonali e ridotta immunità. Al contrario, ridurre lo stress può aiutare a ripristinare l'equilibrio e migliorare la salute generale. Tecniche come questa:

- La respirazione profonda attiva il sistema nervoso parasimpatico, che favorisce il rilassamento.
- Rilassamento muscolare progressivo: riduce lo stress fisico.
- Terapia cognitivo-comportamentale (CBT): tratta i modelli di pensiero negativi che causano stress.

Questi metodi mostrano come la regolazione degli stati emotivi possa migliorare la salute fisica.

Ecco alcuni modi pratici per rafforzare la connessione corpo-mente:

1. L'esercizio produce endorfine, che migliorano l'umore e alleviano il dolore. Lo yoga e il tai chi integrano movimento e attenzione, rafforzando la connessione corpo-mente.

2. Diario: annotare le tue idee e sentimenti potrebbe aiutarti a digerirli e a schiarirti la mente.

3. Alimentazione sana: una dieta ben bilanciata apporta benefici sia alla salute fisica che alla lucidità mentale. Gli alimenti ricchi di omega-3, ad esempio, sono noti per migliorare la funzione cerebrale.

4. Igiene del sonno: un sonno adeguato è essenziale per preservare il collegamento corpo-mente. Il sonno consente al cervello di elaborare le emozioni mentre il corpo si ripara.

5. Pratiche terapeutiche: terapie come l'esperienza somatica, l'agopuntura e il massaggio possono aiutarti a rilassarti e a rilasciare lo stress accumulato.

Sebbene il corpo e la mente siano naturalmente intrecciati, le seguenti circostanze potrebbero disturbare questa relazione:

- Lo stress cronico travolge il sistema neurologico, rendendo difficile il mantenimento dell'equilibrio.
- Il trauma può causare un distacco dalle sensazioni fisiche come tecnica di coping.
- Comportamenti sedentari, cattiva alimentazione e distrazioni digitali contribuiscono a indebolire la connessione corpo-mente.

Riconoscere e superare questi problemi è fondamentale per ripristinare la pace. L'interazione tra il corpo e la mente è potente e dinamica e influenza tutte le parti della nostra vita. Comprendere e promuovere questo collegamento può apportare benefici alla nostra salute fisica, alla nostra resilienza emotiva e al senso generale di benessere. Attraverso la consapevolezza, pratiche somatiche o semplicemente prestando attenzione a come ci muoviamo e ci sentiamo, sviluppare la connessione corpo-mente ci consente di vivere una vita più sana ed equilibrata. Questa relazione ha il potenziale per essere trasformativa per gli anziani, aiutandoli a gestire il dolore, ridurre lo stress e riconquistare un senso di vitalità e scopo.

Impatto della neuroplasticità sul sollievo dal dolore e sul movimento

La neuroplasticità, nota anche come plasticità cerebrale, è la straordinaria capacità del cervello e del sistema nervoso di ristrutturarsi attraverso la formazione di nuove connessioni sinaptiche. Questa plasticità consente al cervello di cambiare forma e funzione in risposta a nuove informazioni, esperienze e lesioni. La neuroplasticità gioca un ruolo importante nella capacità del cervello di regolare il dolore cronico e migliorare le prestazioni motorie. La capacità del cervello di rimodellarsi e adattarsi a lesioni o disfunzioni è fondamentale per le terapie riabilitative, in particolare per le persone con problemi di dolore cronico o disabilità motorie.

La neuroplasticità si riferisce alla capacità del cervello di modificare la propria struttura in risposta a input, esperienze o circostanze esterne. Comprende lo sviluppo di nuove sinapsi (connessioni neuronali) nonché il rafforzamento o l'indebolimento di quelle esistenti. La neuroplasticità si verifica per tutta la vita, sebbene il potenziale del cervello di riorganizzarsi sia più forte durante l'infanzia. Tuttavia, gli studi hanno rivelato che anche gli adulti possono sperimentare importanti cambiamenti nella struttura e nella funzione del cervello.

Esistono due tipi di neuroplasticità: plasticità funzionale e plasticità strutturale.

- La plasticità funzionale si riferisce alla capacità del cervello di trasferire funzioni da regioni danneggiate a regioni non danneggiate.
- La plasticità strutturale si riferisce ai cambiamenti fisici della struttura del cervello causati dall'apprendimento o dall'esperienza, come la produzione di nuove sinapsi o la crescita di nuovi neuroni.

La neuroplasticità è necessaria per l'apprendimento adattivo, la memoria e il recupero da un infortunio. Aiuta il cervello ad adattarsi a nuovi eventi e situazioni ed è anche un aspetto importante della riabilitazione dai traumi, inclusi traumi fisici o disturbi neurologici.

Neuroplasticità nel contesto del dolore cronico

Il dolore cronico, definito come disagio che dura più di tre mesi, può essere una condizione invalidante che riduce la qualità della vita di un individuo. È spesso causato da lesioni, infiammazioni o problemi di salute cronici. Tuttavia, la sensazione di dolore nel cervello non è solo il risultato di una lesione dei tessuti. Segnali di dolore ripetuti possono causare cambiamenti neuroplastici nel cervello che influenzano il modo in cui interpreta il dolore, anche dopo che la lesione sottostante è guarita.

La sensibilizzazione centrale è un fattore chiave nel dolore persistente. La sensibilizzazione centrale si verifica quando il sistema nervoso centrale (SNC) diventa eccessivamente sensibile agli stimoli. In sostanza, il cervello diventa più sensibile ai segnali del dolore, aumentando la percezione del dolore anche in assenza di continue lesioni tissutali. Ciò significa che il cervello può iniziare a percepire stimoli non dolorosi, come il tocco o la pressione, come dolorosi.

La neuroplasticità è alla base della sensibilizzazione centrale, poiché le connessioni neurali del cervello vengono "ricablate" per aumentare la sensibilità al dolore. Questa plasticità disadattiva può portare a un circolo vizioso in cui il dolore si ripete. Tuttavia, la stessa plasticità che causa il dolore cronico fornisce anche una via per il trattamento.

Neuroplasticità e sollievo dal dolore

La buona notizia è che la neuroplasticità può funzionare al contrario. La plasticità del cervello consente anche la "riprogrammazione" dei circuiti neuronali, che può diminuire la percezione del dolore. Le terapie riabilitative che utilizzano la neuroplasticità mirano a insegnare al cervello a percepire il dolore in modo diverso, ridurre la sensibilità e migliorare il movimento.

1. Terapia di rielaborazione del dolore: la terapia di rielaborazione del dolore è un argomento in via di sviluppo nella gestione del dolore che fa uso del concetto di neuroplasticità. Questa tecnica si concentra sull'aiutare le persone a riqualificare il proprio cervello per percepire i segnali del dolore in nuovi modi. La rielaborazione del dolore, che impiega approcci come la terapia cognitivo comportamentale (CBT), la consapevolezza e l'esposizione graduale al movimento, cerca di riqualificare il cervello per ridurre il dolore cronico attraverso benefici cambiamenti neuroplastici.

2. Immagini motorie e rieducazione al movimento: la neuroplasticità gioca un ruolo importante anche nella riabilitazione motoria a seguito di un infortunio. È stato scoperto che l'immaginazione motoria e gli allenamenti che coinvolgono il cervello in schemi di movimento specifici migliorano la plasticità neurale. Ad esempio, semplicemente immaginare un movimento, come flettere un dito o muovere un braccio, può coinvolgere le stesse reti cerebrali del movimento fisico reale. Ciò significa che provare il movimento utilizzando immagini

mentali o esercizi fisici modesti può aiutare a ristabilire i percorsi motori, rendendo il movimento più fluido e meno doloroso a lungo termine.

3. Esposizione graduale al movimento: l'esposizione graduale al movimento, iniziando con movimenti modesti e indolori, aiuta a riattivare i circuiti motori del cervello. Man mano che l'individuo migliora, il cervello "impara" che il movimento non sempre equivale al dolore, interrompendo potenzialmente il ciclo del dolore cronico. Questi movimenti costanti e controllati hanno lo scopo di generare cambiamenti neuroplastici che rendono i movimenti più fluidi e meno dolorosi.

4. Terapie mente/corpo: le attività somatiche, lo yoga e il Tai Chi sono esempi di metodi mente-corpo che si basano sul concetto di neuroplasticità. Queste pratiche combinano l'attività fisica con la consapevolezza per aumentare la consapevolezza del corpo e del momento presente. L'esercizio delicato non solo migliora la flessibilità e la forza fisica, ma consente anche al cervello di costruire nuove connessioni neurali, migliorando la gestione del dolore e il controllo del movimento.

Neuroplasticità nel movimento

La neuroplasticità è importante non solo per alleviare il dolore, ma anche per aumentare le prestazioni motorie, soprattutto a seguito di traumi neurologici o di decrementi legati all'età. Quando una persona ha un ictus, una lesione del midollo spinale o un'altra malattia neurologica, le parti del cervello che controllano la funzione motoria possono essere distrutte. Tuttavia, il cervello può compensare la lesione ristrutturando le reti neuronali. La neuroriabilitazione è una procedura in cui le persone possono riqualificare il proprio cervello per eseguire movimenti perduti.

1. Riabilitazione dopo un infortunio: in seguito a traumi neurologici come un ictus, il cervello può "rimappare" il controllo motorio. Ad esempio, se una sezione della corteccia motoria che controlla il movimento della mano è danneggiata, un'altra porzione del cervello può assumere quel ruolo. Allenamenti e terapie mirate possono aiutare il cervello a stabilire nuovi percorsi per ripristinare la funzione motoria. La neuroplasticità consente al cervello di ritrovare i talenti perduti, anche anni dopo un infortunio.

2. Formazione ripetitiva e specifica per attività: uno dei metodi più efficaci per utilizzare la neuroplasticità per la riabilitazione della mobilità è attraverso una formazione ripetitiva e specifica per attività. Quanto più

frequentemente una persona esegue un'attività specifica, tanto più è probabile che il cervello crei o rafforzi le connessioni neurali che la supportano. Ad esempio, insegnare a una persona a camminare di nuovo dopo un ictus può comportare esercizi ripetitivi incentrati sulle esatte attività richieste per camminare. Questa pratica ripetitiva migliora gradualmente i percorsi motori, con conseguente miglioramento del movimento e della coordinazione.

3. Feedback sensoriale e controllo motorio: per dirigere il controllo motorio, il cervello utilizza dati sensoriali (come la propriocezione o la posizione del corpo). La neuroplasticità consente al cervello di adattarsi ai cambiamenti nelle informazioni sensoriali e di modificare di conseguenza il movimento. I pazienti affetti da neuropatia periferica (danno ai nervi con conseguente mancanza di sensibilità nei piedi o nelle mani) potrebbero, ad esempio, utilizzare l'allenamento propriocettivo per ritrovare il senso della posizione corporea e il controllo motorio.

La neuroplasticità è uno strumento efficace per alleviare il dolore e riabilitare il movimento. La capacità del cervello di ristrutturarsi e generare nuove connessioni neurali offre speranza a chi soffre di dolore cronico o limitazioni motorie. La neuroplasticità può essere sfruttata attraverso terapie mirate, esercizi e pratiche consapevoli per alleviare il dolore, ripristinare il movimento e migliorare la qualità generale della vita. Gli anziani, in particolare, possono preservare la mobilità, riacquistare la funzionalità e vivere una vita senza dolore impegnandosi in modo coerente in esercizi somatici e altre terapie basate sulla neuroplasticità.

CAPITOLO 3: LA SICUREZZA PRIMA DI TUTTO

Creare un'atmosfera sicura e piacevole per la pratica

Gli esercizi somatici si concentrano sulla creazione di una connessione profonda tra mente e corpo attraverso movimenti delicati e mirati. Per gli anziani di età superiore ai 60 anni, avere un'atmosfera sicura e confortevole è fondamentale per consentire loro di beneficiare appieno di queste attività senza rischio di lesioni o disagio. Un'area pratica ben preparata garantisce non solo la sicurezza fisica ma anche la calma mentale, essenziale per l'efficacia degli allenamenti somatici. Di seguito esamineremo i componenti fondamentali per la creazione di un tale ambiente.

1. Scegliere lo spazio giusto

Il primo passo per creare un luogo di lavoro sicuro e confortevole è scegliere un sito adatto per il tuo studio. Lo spazio deve corrispondere ai seguenti criteri:

a. Ambiente tranquillo e calmo: trova un'area priva di distrazioni, rumore e interruzioni. Un ambiente tranquillo migliora la concentrazione e aiuta gli anziani a connettersi con le sensazioni del proprio corpo. Se possibile, seleziona uno spazio con luci soffuse o luce naturale per creare un'atmosfera rilassante.

b. Spazio sufficiente per il movimento: assicurati che ci sia spazio adeguato per muoverti senza sbattere contro mobili o altri ostacoli. Si consiglia di lasciare almeno 6-8 piedi di spazio pulito attorno all'area di pratica. Se ti alleni con una sedia o un tappetino, assicurati che siano stabili e sicuri.

c. Accessibilità: la stanza dovrebbe essere facilmente accessibile agli anziani, in particolare a coloro che hanno problemi di mobilità. Evitare scale e aree con pavimentazione irregolare. Per gli utenti su sedia a rotelle, assicurarsi che lo spazio sia sufficientemente ampio da accogliere la sedia e qualsiasi attrezzatura aggiuntiva.

2. Configurazione della superficie

La superficie di allenamento è fondamentale per la sicurezza e il comfort. Considera i seguenti aspetti quando prepari l'area pratica:

a. Pavimentazione antiscivolo: è possibile utilizzare un tappetino antiscivolo o un tappetino da yoga per ammortizzare e prevenire lo scivolamento durante i movimenti di seduta o di posa. Evitare di esercitarsi su superfici lisce o scivolose, come piastrelle o legno lucido, senza un tappetino adatto.

b. Supporto stabile per la sedia: per gli allenamenti che richiedono la seduta, scegli una sedia solida con sedile piatto e senza ruote. Le sedie con braccioli possono offrire ulteriore assistenza se necessario. Per evitare che la sedia si muova durante l'uso, posizionarla su una superficie robusta e antiscivolo.

c. Supporto imbottito: se sono inclusi esercizi reclinabili, assicurarsi che il tappetino o il pavimento siano adeguatamente imbottiti per evitare disagio, soprattutto per gli anziani con articolazioni sensibili o problemi alla schiena. Utilizzare cuscini o supporti aggiuntivi per fornire supporto in determinate aree, come sotto le ginocchia o nella parte bassa della schiena.

3. Creare un ambiente rilassante

Un'atmosfera confortevole favorisce il relax e la connessione mente-corpo. Considera i seguenti elementi per creare un ambiente di pratica rilassante:

a. Controllo della temperatura: mantenere una temperatura ambiente moderata per evitare sensazione di freddo o surriscaldamento durante l'attività fisica. Fornire coperte o vestiti caldi agli anziani che potrebbero avere freddo durante i periodi di relax o raffreddamento.

b. Illuminazione: scegli un'illuminazione delicata e diffusa per creare un'atmosfera tranquilla. È preferibile la luce naturale, ma se non è accessibile, utilizzare lampadine dai toni caldi anziché luci fluorescenti. Evitare l'uso di luci molto intense o abbaglianti, che potrebbero causare disagio o distrazione.

c. Suono e musica: una delicata musica di sottofondo o i suoni della natura possono aiutarti a rilassarti e concentrarti. Per evitare distrazioni, usa brani senza testo. In alternativa, alcuni anziani potrebbero preferire il silenzio per concentrarsi esclusivamente sui propri movimenti e sulla respirazione.

d. Aromaterapia: il rilassamento può essere favorito utilizzando candele leggermente profumate o diffusori di oli essenziali con fragranze calmanti come lavanda o camomilla. Assicurarsi che gli odori non siano invadenti e siano adatti a persone con sensibilità.

4. Impostazione dell'accessibilità

L'accessibilità è fondamentale per garantire che gli anziani di tutte le capacità fisiche possano partecipare ad attività somatiche in modo sicuro e confortevole.

a. Cambiare l'ambiente: Per gli anziani con mobilità ridotta, fornire sedie con supporto sufficiente e assicurarsi che le attività possano essere adattate alla postura seduta, se necessario. Metti tutte le attrezzature necessarie, come bottiglie d'acqua, oggetti di scena o telecomandi musicali, a portata di mano.

b. Assistenza di supporto: se possibile, chiedi a un membro della famiglia, a un caregiver o a un insegnante di essere disponibile ad aiutarti, soprattutto se hai bisogno di aiuto per passare da una posizione all'altra o per mantenere l'equilibrio.

c. Ausili visivi e uditivi: garantire che le istruzioni per gli anziani con problemi di udito o vista siano chiare e semplici da comprendere. Possono essere utili indizi visivi e semplici movimenti della mano. Evita ambienti disordinati con motivi eccessivi o colori vivaci, poiché possono risultare inquietanti per le persone con disabilità visive.

5. Promuovere il comfort mentale

Un'atmosfera sicura e confortevole non solo garantisce la sicurezza fisica ma favorisce anche la calma mentale ed emotiva. Ecco come stabilire un ambiente mentale di supporto:

a. Rinforzo positivo: incoraggiare gli anziani ad ascoltare il proprio corpo e a sviluppare l'autocompassione. Ricorda loro che le attività somatiche riguardano l'esplorazione delicata, non il perfezionismo. Fornire fiducia nel fatto che possono modificare o cessare le mozioni secondo necessità.

b. Pratiche di consapevolezza: per dare un tono tranquillo alla sessione, inizia con un momento di consapevolezza o respirazione profonda. Incoraggia le persone a prestare attenzione alle proprie sensazioni corporee e a muoversi al proprio ritmo.

c. Eliminare la pressione: evitare limiti di tempo e routine altamente irreggimentate, che possono indurre stress. Sottolinea l'importanza di godersi il processo.

6. Testare e adattare lo spazio

Una volta allestita la stanza, è fondamentale testarla e apportare le modifiche necessarie:

a. Pratica di prova: eseguire alcune attività di base per confermare che la stanza soddisfa tutti gli standard di sicurezza e comfort. Prestare attenzione ad eventuali disagi o impedimenti che potrebbero svilupparsi durante gli spostamenti.

b. Feedback: se sei un istruttore o un assistente, sollecita i commenti dell'anziano che pratica nello spazio. Il loro feedback potrebbe aiutare a migliorare la disposizione per il massimo comfort.

c. Manutenzione regolare: ispezionare periodicamente l'area per verificare che non vi siano segni di usura sull'attrezzatura o sui tappetini per garantire che tutto sia in ottime condizioni di funzionamento.

Per avere una pratica piacevole ed efficace, gli anziani di età superiore ai 60 anni devono creare un ambiente sicuro e confortevole per gli esercizi somatici. Sottolineando la sicurezza, l'accessibilità e il relax, puoi garantire che ogni sessione promuova il benessere fisico e la pace emotiva. Un ambiente ben preparato non solo riduce la possibilità di danni, ma migliora anche l'esperienza complessiva, consentendo agli anziani di riconnettersi con il proprio corpo e ricevere tutti i vantaggi del movimento somatico.

Raccomandazioni di sicurezza di base per evitare lesioni

Gli allenamenti somatici possono essere rivoluzionari per gli anziani, fornendo sollievo dal dolore, riduzione dello stress e maggiore mobilità. Tuttavia, come per qualsiasi esercizio fisico, la sicurezza deve venire prima di tutto per evitare infortuni. Gli esercizi somatici sono per loro natura a basso impatto, ma una tecnica appropriata e la creazione dell'ambiente ideale sono fondamentali per una sessione sicura ed efficace. Qui, esaminiamo le misure di sicurezza di base per aiutare gli anziani a eseguire allenamenti somatici in modo sicuro e sicuro.

1. Conosci i limiti del tuo corpo

Il fondamento dell'allenamento somatico è l'ascolto e il rispetto dei limiti del proprio corpo. Gli anziani a volte devono affrontare malattie come l'artrite, l'osteoporosi o il dolore cronico, che possono limitare i loro movimenti. Spingere il corpo oltre le sue capacità può provocare lesioni come stiramenti muscolari o dolori articolari.

Come esercitarsi in sicurezza:

1. Inizia con semplici esercizi per determinare la prontezza e la flessibilità del tuo corpo.

2. Presta attenzione ai segnali di dolore. Il dolore è il modo in cui il corpo comunica il dolore. Se un'attività provoca dolore o disagio, interrompere immediatamente e modificare il movimento.

3. Gli allenamenti somatici enfatizzano l'adattamento. Modifica gli esercizi per adattarli alla tua gamma di movimento e al tuo livello di comfort.

2. Crea un ambiente sicuro e confortevole

L'ambiente in cui svolgi gli esercizi somatici è fondamentale per prevenire gli incidenti. Gli anziani devono esercitarsi in un ambiente sicuro per evitare il rischio di cadute o lesioni.

Suggerimenti per una configurazione sicura:

1. Rimuovere eventuali impedimenti, come tappeti, corde o mobili, che potrebbero causare inciampi.

2. Scegli superfici antiscivolo. Per garantire stabilità durante gli esercizi, utilizzare un tappetino da yoga o un pavimento antiscivolo.

3. Assicurati che l'area sia ben illuminata per limitare la possibilità di errori.

4. Se sei preoccupato per il tuo equilibrio, esercitati vicino a una sedia robusta o a un muro per un supporto extra.

3. Indossare l'abbigliamento adeguato

Ciò che indossi durante gli allenamenti somatici può influire sulla tua sicurezza. Indumenti restrittivi o calzature inadeguate possono limitare i movimenti e causare incidenti.

Raccomandazioni:

1. Indossare indumenti larghi e traspiranti che consentano una gamma completa di movimento.
2. Molti esercizi somatici vengono eseguiti a piedi nudi o con calzini antiscivolo per aumentare il radicamento e la stabilità. Se andare a piedi nudi è scomodo, indossa calzini antiscivolo.
3. Per gli esercizi in piedi, utilizzare scarpe con supporto dell'arco plantare e suole antiscivolo.

4. Riscaldamento prima di iniziare

Il riscaldamento è una fase importante che molte persone ignorano, ma prepara il corpo all'esercizio e aiuta a evitare infortuni. Un buon riscaldamento aumenta il flusso sanguigno ai muscoli, rilassa le articolazioni e migliora la flessibilità.

Tecniche di riscaldamento efficaci:

1. Usa allungamenti delicati per colpire i gruppi muscolari chiave come collo, spalle e schiena.
2. Esercizi di respirazione profonda e regolare possono aiutare a ossigenare il corpo e calmare il sistema nervoso.
3. Semplici esercizi come le rotazioni delle spalle o le marce sedute possono stimolare delicatamente muscoli e articolazioni.

5. Utilizzare gli oggetti scenici e l'attrezzatura in modo corretto

Per aumentare il comfort e il supporto, gli allenamenti somatici possono includere oggetti di scena come sedie, fasce di resistenza o blocchi per lo yoga. L'utilizzo non corretto di questi strumenti può causare sforzi o cadute.

Linee guida per l'uso sicuro dell'attrezzatura:

1. Se gli allenamenti richiedono una sedia, assicurati che sia stabile e non traballi. Evitare l'uso di sedie a rotelle a meno che non siano fissate correttamente.
2. Per evitare che si spezzino, utilizzare cinturini con livelli di resistenza adeguati e verificare eventuali strappi.

3. Usa cuscini o blocchi per lo yoga per fornire ulteriore supporto e allineamento mentre sei seduto o sdraiato.

6. Mantenere una postura e un allineamento adeguati

Una postura scorretta durante le attività somatiche può sottoporre a sforzo eccessivo articolazioni e muscoli, aumentando la probabilità di lesioni. Mantenere un allineamento adeguato garantisce che i movimenti siano efficaci e sicuri.

Suggerimenti per una buona postura:

1. Mantenere una postura naturale e rilassata senza inarcamenti o arrotondamenti eccessivi.
2. Contrai leggermente i muscoli addominali per aiutare a sostenere la parte bassa della schiena e mantenere la stabilità.
3. Evita di stringere le spalle, la mascella o i pugni durante l'attività fisica.

7. Calmati

Gli allenamenti somatici dovrebbero essere lenti e ponderati, consentendo al corpo di adattarsi gradualmente ai nuovi movimenti. Correre durante gli allenamenti potrebbe danneggiare la forma e causare incidenti.

Come darti il ritmo:

1. Usa respiri profondi e costanti per controllare il ritmo dei tuoi movimenti.
2. Fai una pausa tra gli allenamenti per valutare come si sente il tuo corpo ed evitare sforzi eccessivi.
3. Inizia con esercizi più semplici e procedi fino a movimenti più difficili man mano che acquisisci sicurezza.

8. Rimani idratato

Rimanere idratati è fondamentale per preservare la flessibilità muscolare ed evitare crampi, in particolare per gli anziani che sono più suscettibili alla disidratazione.

Suggerimenti per l'idratazione:

1. Bevi acqua 15-30 minuti prima dell'esercizio.
2. Tieni una bottiglia d'acqua a portata di mano per rimanere idratato durante l'allenamento.
3. Bere quantità modeste di acqua ti aiuterà a prevenire la sensazione di gonfiore o pesantezza.

9. Sii consapevole delle condizioni preesistenti

Molti anziani hanno problemi di salute cronici come l'artrite, la sciatica o l'ipertensione, che potrebbero limitare la loro capacità di intraprendere allenamenti specifici. Prima di iniziare qualsiasi nuova routine di allenamento, consultare un operatore sanitario.

Cosa considerare:

1. Ottieni l'autorizzazione medica prima di allenarti, soprattutto se hai subito un infortunio o un intervento chirurgico di recente.
2. Lavora con un istruttore somatico per personalizzare i movimenti per soddisfare le tue esigenze individuali.
3. Sii consapevole di come i farmaci possono compromettere il tuo equilibrio, i livelli di energia o la coordinazione.

10. Monitora il respiro e la frequenza cardiaca

Prestare attenzione alla respirazione e alla frequenza cardiaca può aiutarti a prevenire uno sforzo eccessivo e a rimanere calmo e concentrato durante gli allenamenti somatici.

Per migliorare la consapevolezza della respirazione, evitare di trattenere il respiro. Per evitare tensioni inutili, respira in modo naturale e coerente.

Sincronizza il movimento con il respiro: usa inspirazioni ed espirazioni per controllare il flusso dei tuoi movimenti.

Monitorare la frequenza cardiaca e mantenere un ritmo confortevole. Evita di esaurirti.

Se necessario, fai una pausa. Se ti senti stanco o stordito, fermati e riposati.

11. Defaticamento dopo l'allenamento

Il raffreddamento è altrettanto importante quanto il riscaldamento. Aiuta il corpo a passare dall'esercizio al rilassamento, riducendo al minimo il dolore muscolare e prevenendo la rigidità.

Suggerimenti per il raffreddamento:

1. Esegui degli allungamenti leggeri per alleviare la tensione dei muscoli impegnati durante l'allenamento.
2. Prova tecniche di rilassamento somatico, come sdraiarti e concentrarti sulla respirazione calma e profonda.
3. Bevi molta acqua e concediti di riposare prima di tornare alla normale routine.

12. Chiedi consiglio quando necessario

Sebbene gli allenamenti somatici siano semplici da imparare, un insegnante può aiutarti a eseguirli in modo sicuro e con successo.

Vantaggi dell'orientamento professionale:

1. Un istruttore può rilevare movimenti errati e apportare modifiche.

2. Le lezioni o i tutorial offrono un quadro definito da seguire.
3. Il supporto professionale può aiutare i principianti ad acquisire sicurezza.

La sicurezza è della massima importanza quando si eseguono allenamenti somatici, in particolare per gli anziani. Comprendere il tuo corpo, mantenere un ambiente sicuro e utilizzare le tecniche giuste ti consentirà di sfruttare tutti i vantaggi di questi allenamenti riducendo al contempo le possibilità di infortuni. Ricorda che lo scopo degli allenamenti somatici non è solo migliorare la mobilità fisica ma anche promuovere il rilassamento e il benessere. Avvicinati a ogni movimento con attenzione, ascolta il tuo corpo e goditi il percorso verso una salute e un equilibrio migliori.

Tecniche di riscaldamento adeguate per preparare il corpo

Un adeguato riscaldamento è una parte cruciale di qualsiasi routine di esercizi, soprattutto per gli anziani che partecipano ad allenamenti somatici. Il riscaldamento prepara il corpo all'esercizio aumentando gradualmente la circolazione, migliorando la flessibilità e attivando i muscoli. Le attività di riscaldamento sono particolarmente importanti per gli anziani di età superiore ai 60 anni poiché aiutano a prevenire infortuni, alleviare la rigidità e migliorare la mobilità. Un riscaldamento ben strutturato prepara anche la mente, determinando una condizione di concentrazione e calma necessaria per i movimenti attenti degli esercizi somatici.

Il riscaldamento è molto più di un semplice preambolo di un allenamento; è una tecnica essenziale che prepara il corpo per un'attività sicura e produttiva. *Ecco alcuni dei principali vantaggi del riscaldamento:*

1. Aumenta il flusso sanguigno: movimenti delicati durante un riscaldamento migliorano la circolazione sanguigna, assicurando che i muscoli ricevano abbastanza ossigeno e sostanze nutritive per funzionare correttamente.

2. Allenta le articolazioni rigide: il riscaldamento lubrifica le articolazioni, attenuando i movimenti e riducendo la possibilità di tensione o disagio.

3. Attiva il sistema neurologico: un corretto riscaldamento avvisa il sistema neurologico di prepararsi per l'esercizio, migliorando la coordinazione e i tempi di risposta.

4. Prevenzione degli infortuni: il riscaldamento riduce il rischio di stiramenti, distorsioni e altri infortuni sviluppando gradualmente flessibilità e mobilità.

5. Migliora la concentrazione mentale: praticare esercizi di riscaldamento consapevoli aiuta gli anziani a connettersi con il proprio corpo, consentendo loro di affrontare l'allenamento con consapevolezza e intenzione.

Componenti di un riscaldamento efficace

Un riscaldamento efficace dovrebbe preparare gradualmente tutto il corpo, con particolare attenzione alle aree soggette a rigidità o tensione. Il riscaldamento per gli allenamenti somatici dovrebbe concentrarsi su movimenti lenti e deliberati che aderiscono ai principi di consapevolezza e consapevolezza del corpo.

1. Attività cardiovascolare delicata: inizia con movimenti leggeri per aumentare la frequenza cardiaca e la

circolazione. Ciò potrebbe includere marciare seduti, oscillare le braccia o camminare lentamente sul posto.

2. Allungamenti dinamici: usa movimenti continui e controllati per sciogliere articolazioni e muscoli. Gli esempi includono rotazioni delle spalle, movimenti modesti del collo da un lato all'altro e cerchi dell'anca.

3. Respirazione consapevole: combina il movimento con la respirazione profonda e diaframmatica per aumentare i livelli di ossigeno e ridurre lo stress. Ciò incoraggia il rilassamento garantendo al tempo stesso che i muscoli siano adeguatamente preparati.

4. Mobilizzazione articolare: eseguire movimenti per mobilizzare le articolazioni, come rotazioni del polso, cerchi della caviglia e piegamenti moderati del ginocchio. Queste attività sono particolarmente utili per gli anziani che soffrono di rigidità o artrite.

5. Attivazione del core: il riscaldamento dei muscoli centrali migliora l'equilibrio e la stabilità. Semplici esercizi, come inclinazioni pelviche da seduti e leggere rotazioni della colonna vertebrale, possono stimolare in sicurezza questi muscoli.

Esempio di routine di riscaldamento per allenamenti somatici

Quella che segue è una routine di riscaldamento passo dopo passo per gli anziani sopra i 60 anni. Questa pratica richiede

8-10 minuti e può essere personalizzata per soddisfare le esigenze individuali.

1. Marcia seduta (2 minuti)

1. Sedersi su una sedia solida, con i piedi appoggiati sul pavimento.
2. Simula un movimento di marcia sollevando delicatamente un ginocchio alla volta.
3. Oscilla leggermente le braccia a tempo con le gambe.
4. Mantieni i movimenti moderati e costanti e mantieni la postura eretta.

Lo scopo di questo allenamento è migliorare la circolazione, coinvolgere le gambe e riscaldare le braccia.

2. Rotoli sulle spalle (1 minuto)

1. Sedersi o stare in piedi comodamente, con le braccia rilassate lungo i fianchi.
2. Muovi lentamente le spalle in avanti con un movimento circolare 5-10 volte.
3. Invertire la direzione e portare le spalle indietro.

I rulli sulle spalle aiutano ad alleviare lo stress sul collo e sulle spalle, aumentando allo stesso tempo la mobilità articolare.

3. Mobilità del collo (un minuto)

1. Sedersi o stare in piedi con la testa in posizione neutra.
2. Inclina lentamente la testa da un lato, posizionando l'orecchio vicino alla spalla. Trattenete un respiro, poi ritornate al centro.
3. Ripeti sul lato opposto.
4. Gira delicatamente la testa per guardare oltre le tue spalle prima di tornare al centro. Ripeti dall'altra parte.

Questi movimenti rilassano il collo e aumentano la gamma di movimento, eliminando la rigidità.

4. Riscaldamento spinale con Cat-Cow (1 minuto)

1. Siediti sul bordo di una sedia, con le mani appoggiate sulle cosce.
2. Inspira mentre inarchi leggermente la schiena, solleva il petto e guarda in alto (posizione della mucca).
3. Espira mentre giri la schiena e abbassa il mento sul petto (posizione del gatto).
4. Ripeti questo esercizio 5-8 volte in sincronia con il tuo respiro.

Questo allenamento moderato riscalda la colonna vertebrale, aumentando la flessibilità e diminuendo lo stress.

5. Cerchi dell'anca (1 minuto)

1. Sedersi o stare in piedi, le mani sui fianchi per supporto.
2. Muovi lentamente i fianchi in piccoli cerchi in senso orario per 5-10 volte.
3. Invertire la direzione e ripetere.

Lo scopo dei cerchi dell'anca è quello di liberare i fianchi e il bacino, necessari per la mobilità e l'equilibrio.

6. Rulli per caviglia e polso (1 minuto)

1. Sedersi comodamente e sollevare un piede da terra.
2. Ruota delicatamente la caviglia con un movimento circolare 5-10 volte, quindi inverti la direzione.
3. Ripetere per la caviglia opposta.
4. Per i polsi, allunga le braccia davanti a te e ruotale in entrambe le direzioni.

Questi movimenti migliorano la circolazione e la mobilità delle estremità, riducendo così la rigidità.

7. Stretching laterale da seduti (1 minuto)

1. Siediti sulla sedia in posizione eretta, con i piedi appoggiati a terra.
2. Metti una mano sul bordo della sedia per sostenerti mentre sollevi il braccio opposto sopra la testa.
3. Inclinati delicatamente verso il lato di supporto, sperimentando un allungamento attraverso il tuo corpo.
4. Mantieni la posizione per 2-3 respiri, quindi ripeti dal lato opposto.

Lo scopo di questo allungamento è riscaldare i lati del busto e aumentare la flessibilità della colonna vertebrale.

Suggerimenti per un riscaldamento sicuro ed efficace

1. Inizia lentamente: inizia sempre con movimenti lievi per evitare di sovraccaricare i muscoli freddi. Aumenta gradualmente l'intensità man mano che il tuo corpo si riscalda.
2. Ascolta il tuo corpo: prendi nota di come si sente il tuo corpo durante il riscaldamento. Interrompere o modificare qualsiasi movimento che produca disagio o sofferenza.
3. Mantieni la costanza: indipendentemente da quanto leggero o intenso sia il tuo allenamento, un

riscaldamento completo dovrebbe sempre essere incluso nel tuo regime.

4. Pratica la consapevolezza: focalizza la tua mente sulle sensazioni del tuo corpo e sul ritmo del tuo respiro.

5. Idratare: assicurati di essere adeguatamente idratato prima di iniziare il riscaldamento, poiché la disidratazione può compromettere le prestazioni e la flessibilità dei muscoli.

Errori comuni da evitare durante il riscaldamento

1. Saltare il riscaldamento: iniziare l'esercizio senza preparare adeguatamente il corpo aumenta il rischio di infortuni e diminuisce l'efficienza dell'allenamento.

2. Movimenti affrettati: i riscaldamenti devono essere lenti e deliberati per avere successo. La fretta è controproducente rispetto all'obiettivo di preparare il corpo.

3. Allungare eccessivamente i muscoli freddi: allungare troppo profondamente all'inizio può affaticare i muscoli. Concentrati invece su movimenti energici e delicati.

Un riscaldamento approfondito è una componente necessaria di qualsiasi attività somatica, in particolare per gli anziani. Non solo prepara il corpo all'esercizio, ma migliora anche la concentrazione mentale e diminuisce la probabilità di danni. Gli anziani possono rendere i loro allenamenti più sicuri, più efficaci e divertenti integrando attività moderate e consapevoli come la marcia da seduti, le rotazioni delle spalle e gli allungamenti della colonna vertebrale. Dare priorità a un rituale di riscaldamento promuove una connessione più forte tra corpo e mente, gettando le basi per salute e benessere a lungo termine.

CAPITOLO 4: TECNICHE DI RESPIRAZIONE PER LA CALMA E IL RILASSAMENTO

La respirazione è una delle attività più basilari della vita, ma a volte viene trascurata come potente strumento per migliorare la salute mentale e fisica. Imparare a utilizzare metodi di respirazione efficaci può aiutare gli anziani a ridurre lo stress, rilassarsi e migliorare la loro salute generale. Queste strategie sono particolarmente utili se combinate con esercizi somatici poiché rafforzano il legame tra corpo e mente.

La respirazione è direttamente correlata al sistema nervoso autonomo, che regola le attività involontarie del corpo come la frequenza cardiaca, la digestione e la reazione allo stress. Questo sistema è diviso in due rami: il sistema nervoso simpatico (che controlla la reazione "lotta o fuga") e il sistema nervoso parasimpatico (che controlla la risposta "riposo e digestione"). Quando siamo stressati, il nostro sistema nervoso simpatico si attiva, determinando una respirazione rapida e superficiale, una frequenza cardiaca elevata e una maggiore consapevolezza.

Al contrario, la respirazione profonda e mirata attiva il sistema nervoso parasimpatico, provocando il rilassamento del corpo. Questa risposta riduce le sostanze chimiche legate allo stress come il cortisolo, abbassa la pressione sanguigna e rallenta il battito cardiaco. Coinvolgere il sistema parasimpatico attraverso la respirazione può cambiare la vita agli anziani che sono già stressati da problemi di salute, mobilità limitata o isolamento sociale.

Inoltre, la respirazione ha un impatto diretto sul cervello. La respirazione profonda e regolare aumenta il flusso di ossigeno al cervello, migliorando la chiarezza mentale e l'equilibrio emotivo. Stimola il nervo vago, che collega il tronco cerebrale all'addome, favorendo il rilassamento e riducendo l'ansia.

Vantaggi delle corrette tecniche di respirazione per gli anziani

1. Diminuzione dello stress e dell'ansia: la respirazione consapevole rilassa il sistema nervoso e aiuta gli anziani ad affrontare le sfide quotidiane. Possono controllare le loro risposte emotive a eventi difficili concentrandosi sulla respirazione.

2. Migliore qualità del sonno: molti anziani soffrono di insonnia o sonno agitato. La respirazione focalizzata sul rilassamento prima di andare a dormire può aiutarti a

dormire meglio la notte alleviando la tensione mentale e fisica.

3. Miglioramento della mobilità e sollievo dal dolore: la respirazione profonda rilassa i muscoli rigidi, aumenta l'apporto di ossigeno e migliora la circolazione, il che può aiutare ad alleviare il dolore articolare e muscolare. Ciò è particolarmente efficace se combinato con movimenti somatici.

4. Miglioramento della postura e della capacità polmonare: la respirazione consapevole aiuta a mantenere una buona postura favorendo l'allineamento della colonna vertebrale e l'apertura del torace. Può aumentare gradualmente la funzione e la capacità polmonare, migliorando quindi la salute respiratoria generale.

5. Miglioramento della resilienza emotiva: imparare a concentrarsi sul respiro dà agli anziani un senso di controllo, consentendo loro di affrontare meglio sentimenti di impazienza, paura o disperazione.

Tecniche pratiche di respirazione per la calma e il rilassamento

Ecco alcune tecniche di respirazione che favoriscono il rilassamento e la serenità. Possono essere eseguiti in qualsiasi zona tranquilla, come attività autonoma o come parte di un regime di fitness somatico.

1. Respirazione diaframmatica (di pancia).

Come esercitarsi:

1. Siediti o sdraiati comodamente.
2. Metti una mano sul petto e l'altra sull'addome.
3. Inspira profondamente attraverso il naso, espandendo l'addome anziché il petto. La mano sull'addome dovrebbe sollevarsi mentre la mano sul petto rimane statica.
4. Espira lentamente attraverso le labbra, contraendo delicatamente i muscoli addominali per espellere l'aria.
5. Ripeti per 5-10 minuti.

Benefici: questa tecnica migliora il flusso di ossigeno, diminuisce la tensione e favorisce un rilassamento profondo.

2. Respirazione a scatola (respirazione a quattro quadrati)

Come esercitarsi:

1. Siediti con la schiena dritta sulla sedia o sdraiati in una posizione rilassata.
2. Inspira attraverso il naso quattro volte.
3. Trattenete il respiro per quattro conteggi.
4. Espira attraverso la bocca quattro volte.

5. Trattenete il respiro per quattro conteggi prima di riavviare il ciclo.
6. Continuare per 5 minuti.

Benefici: la respirazione a scatola aiuta a calmare la mente, a migliorare l'attenzione e a prepararsi al sonno.

3. Respirazione a narici alternate (Nadi Shodhana)

Come esercitarsi:

1. Siediti comodamente e chiudi gli occhi.
2. Metti il pollice sulla narice destra e respira profondamente attraverso il naso sinistro.
3. Chiudi la narice sinistra con l'anulare, quindi rimuovi il pollice dalla narice destra ed espira attraverso la narice destra.
4. Inspira attraverso la narice destra e poi espira attraverso la sinistra.
5. Ripeti per 3-5 minuti.

Benefici: questa pratica riduce l'ansia, schiarisce la mente e promuove l'equilibrio.

4. La tecnica di respirazione 4-7-8

Come esercitarsi:

1. Trova una posizione comoda seduta o sdraiata.
2. Inspira delicatamente attraverso il naso contando fino a quattro.
3. Trattenete il respiro contando fino a sette.
4. Espira con forza attraverso la bocca contando fino a otto.
5. Ripeti per quattro cicli, aumentando progressivamente man mano che ti senti a tuo agio.

Vantaggi: questo approccio allevia la tensione e abbassa rapidamente la frequenza cardiaca.

5. Visualizzazione guidata

Come esercitarsi:

1. trovare un luogo tranquillo e sedersi o sdraiarsi comodamente.
2. Chiudi gli occhi e inizia a respirare lentamente e profondamente.
3. Immagina una scena rilassante, come una spiaggia o una foresta, in cui ogni inspirazione fornisce aria fresca e ogni espirazione allevia la tensione.

4. Concentrati sulle sottigliezze della vista, come il suono delle onde, il fruscio delle foglie o il calore del sole.

5. Continua per dieci minuti.

Benefici: questo approccio promuove la pace interiore calmando la mente e riducendo le emozioni spiacevoli.

Integrazione delle tecniche di respirazione nella vita quotidiana

Gli esercizi di respirazione funzionano meglio se eseguiti in modo coerente. Ecco alcuni suggerimenti per incorporarli nella routine quotidiana di un anziano.

- Routine mattutina: inizia la giornata con una sessione di respirazione diaframmatica di 5 minuti per stabilire un tono calmo e concentrato.

- Durante le situazioni stressanti, pratica la respirazione a scatola o la respirazione a narici alternate per alleviare istantaneamente la tensione e ritrovare l'attenzione.

- Pre-esercizio: usa le tecniche di respirazione per riscaldare il corpo e la mente prima di impegnarti in movimenti somatici.

- Prima di andare a letto, usa la respirazione 4-7-8 o la visualizzazione guidata per rilassarti e favorire un sonno sano.

La respirazione è una strategia efficace ma semplice per incoraggiare la calma e il rilassamento, soprattutto per gli anziani che affrontano le sfide fisiche e mentali dell'invecchiamento. Gli anziani che praticano tecniche come la respirazione diaframmatica, la respirazione a scatola e la respirazione a narici alternate possono migliorare il loro benessere generale, gestire lo stress e connettersi più profondamente con il proprio corpo. Questi esercizi non solo integrano l'allenamento somatico, ma forniscono anche la strada verso uno stile di vita più tranquillo ed equilibrato.

CAPITOLO 5: IL POTERE DEL MOVIMENTO LENTO E CONTROLLATO

Come Muoversi Con Intenzione E Consapevolezza

Il movimento è una parte essenziale della nostra vita quotidiana, ma molti di noi eseguono i movimenti senza impegnarsi realmente o essere consapevoli delle proprie azioni. Quando camminiamo, facciamo stretching o completiamo un'attività, spesso lo facciamo con il pilota automatico, il che può portare a inefficienza, disagio e persino danni nel tempo. Muoversi con intenzione e consapevolezza è una disciplina che può cambiare il modo in cui interagiamo con il nostro corpo e l'ambiente che ci circonda. È un'idea fondamentale negli esercizi somatici, nello yoga, nel Pilates e in altre attività di movimento consapevole incentrate sull'attirare l'attenzione sul corpo e sulle sensazioni che prova mentre si muove.

L'intenzione nel movimento significa avere una direzione chiara e deliberata per l'attività che stai svolgendo. Si tratta di determinare cosa vuoi ottenere con quel movimento, che si tratti di flessibilità, forza, trattamento del dolore o semplicemente impegno nel momento attuale. L'intenzione implica portare consapevolezza nell'attività stessa, avere chiaro il proprio obiettivo per ogni movimento e coordinare i propri sforzi fisici con la concentrazione mentale ed emotiva.

Consapevolezza, d'altra parte, significa essere presenti nel momento mentre ti muovi. Ciò include prestare attenzione a come si sente il tuo corpo, a come reagiscono i muscoli e le articolazioni e a qualsiasi sensazione, buona o spiacevole. Si tratta di prestare attenzione al proprio corpo e osservare i suoi segnali, piuttosto che distrarsi o alienarsi da ciò che accade fisicamente.

Quando mescoliamo intenzione e consapevolezza nei nostri movimenti, sviluppiamo una connessione più forte con il nostro corpo. Questo esercizio può aiutarci a muoverci in modo più efficiente, evitare infortuni e sviluppare un senso di pace.

Di seguito sono riportati i vantaggi di muoversi con intenzione e consapevolezza:

1. Maggiore consapevolezza del corpo: uno dei principali vantaggi del muoversi con intenzione è che ti rende più consapevole di come il tuo corpo si muove nello spazio. Quando pratichi il movimento consapevole, diventi più consapevole della tua postura, allineamento e attivazione

muscolare, il che può aiutare a correggere squilibri o schemi di movimento errati.

2. Efficienza migliorata: il movimento intenzionale è spesso più efficiente del movimento sconsiderato e insensato. Quando ti concentri sull'allineamento del tuo corpo, sulla respirazione e sull'impegno muscolare, potresti scoprire che le cose diventano più facili e meno faticose poiché usi meno energia per completarle. Ciò può comportare un aumento della resistenza e una sensazione di leggerezza nel corpo.

3. Sollievo dal dolore e prevenzione degli infortuni: molti infortuni derivano da azioni inconsce e ripetitive che sollecitano muscoli o articolazioni specifici. Muoversi con consapevolezza può aiutarti a rilevare aree di stress o disallineamento nel tuo corpo, permettendoti di apportare modifiche ed evitare danni. Gli esercizi somatici, in particolare, evidenziano il ruolo significativo della consapevolezza nella gestione del dolore insegnando alle persone come muoversi in modo da ridurre la tensione e aumentare la mobilità.

4. Riduzione dello stress: il movimento intenzionale promuove la consapevolezza, che è stata collegata alla riduzione dello stress e dell'ansia. Quando sei nel momento presente e ti concentri su come si sente il tuo corpo, è meno probabile

che diventi ossessionato dalle pressioni esterne. Questo può aiutarti a rilassarti e a sentirti calmo.

5. Postura e allineamento migliori: prestando attenzione a come tieni e muovi il corpo, puoi migliorare gradualmente la postura e l'allineamento. Ciò è particolarmente utile per gli anziani o per chiunque soffra a causa di una cattiva postura o di squilibri muscolari.

Per camminare con intenzione e consapevolezza, esamina questi principi guida:

1. Inizia con la respirazione

Prima di iniziare qualsiasi attività fisica, dovresti concentrarti sulla respirazione. La respirazione è il fondamento del movimento consapevole, collega la mente e il corpo. Inspira profondamente attraverso il naso, riempiendo i polmoni d'aria, quindi espira completamente attraverso la bocca o il naso. Questo rilassa il sistema nervoso e dice al tuo corpo che è ora di essere presente e intenzionale. Per mantenere un senso di flusso e connessione mentre ti muovi, sforzati di abbinare la tua respirazione ai tuoi movimenti.

Suggerimento: respira diaframmaticamente, espandendo l'addome mentre inspiri e contraendolo dolcemente mentre espiri. Questa forma di respirazione profonda può aiutare ad alleviare lo stress e favorire il rilassamento.

2. Concentrarsi sulla qualità del movimento

Invece di affrettarti a eseguire esercizi o faccende domestiche, concentrati sulla qualità di ogni movimento. Chiediti: *Come si sentono i miei muscoli mentre mi muovo? Le mie articolazioni sono adeguatamente allineate? C'è tensione o tensione in qualche parte del mio corpo?* Rallenta e presta attenzione alle sensazioni di ogni movimento, puntando alla morbidezza, alla fluidità e al controllo.

Suggerimento: quando fai stretching, ad esempio, fermati nel punto in cui senti un leggero allungamento e mantieni quella posizione. Fai qualche respiro in questa posizione e osserva come i tuoi muscoli si allungano e si rilassano.

3. Coltiva una postura consapevole

La tua postura è la base di tutti i movimenti. Un corretto allineamento del corpo può aiutare a prevenire tensioni e disagi. Per praticare una postura consapevole, inizia valutando il tuo allineamento prima di muoverti. Ad esempio, stai con i piedi alla larghezza dei fianchi, le spalle rilassate e la testa in linea con la colonna vertebrale. Immagina una corda che spinge la parte superiore della testa verso il soffitto, generando un senso di lunghezza e spazio lungo tutta la colonna vertebrale.

Suggerimento: se ti accorgi di abbassare o arrotondare le spalle, riporta delicatamente la consapevolezza a una postura allineata mantenendo la colonna vertebrale dritta e il petto ampio.

4. Muoviti lentamente e con uno scopo

Muoversi con intenzione spesso implica rallentare. Fare movimenti affrettati può portare a una perdita di consapevolezza e contribuire alla tensione muscolare o a una cattiva postura. Cerca invece di muoverti lentamente, soprattutto quando fai stretching, fai esercizi di forza o cammini. I movimenti più lenti ti consentono di valutare come si comporta il tuo corpo e di modificarlo di conseguenza.

Suggerimento: esegui lentamente movimenti come squat e affondi, mantenendo ciascuna posizione per alcuni secondi per approfondire l'impegno muscolare e sviluppare la consapevolezza dell'allineamento.

5. Presta attenzione alle sensazioni nel tuo corpo

Mentre ti muovi, presta molta attenzione a come si sente il tuo corpo. *C'è tensione? Un lato del tuo corpo è più rigido dell'altro? Stai trattenendo il respiro?* Prendi nota di qualsiasi disagio o facilità mentre ti sposti da una posizione all'altra. Questa consapevolezza ti consente di apportare modifiche, come allungarti o spostare il corpo per evitare tensioni.

Suggerimento: se avverti dolore o fastidio durante l'allenamento, fai una pausa e controlla la tua posizione. Regola il tuo movimento in modo che sia comodo ed efficace, senza forzarlo.

6. Utilizzare tecniche di visualizzazione

La visualizzazione è uno strumento potente per muoversi con intenzione. Prima di iniziare un'attività, immagina come vuoi che si muova il tuo corpo. Considera i muscoli che desideri utilizzare, le articolazioni che devi mantenere e l'area che devi riempire di energia. Questa preparazione mentale ti aiuta a concentrarti sul lavoro da svolgere e genera un percorso più chiaro da intraprendere per il tuo corpo.

Suggerimento: prima di sollevare la gamba da seduto, immagina che la gamba si muova facilmente e senza tensione, concentrandoti sull'attivazione dei muscoli della coscia e del core.

7. Rifletti e aggiusta

Dopo aver completato un movimento o un allenamento, prenditi del tempo per considerare come ci si sente. *C'erano luoghi di tensione o disagio che potevano essere alleviati con una maggiore consapevolezza? Ci sono state azioni che ti sono sembrate particolarmente facili o naturali?* Questo pensiero ti consente di migliorare la tua tecnica nel tempo, rendendo ogni azione più deliberata ed efficace.

Suggerimento: tieni un quaderno per registrare come ti fanno sentire i diversi esercizi o movimenti, quindi modifica la tua pratica di conseguenza.

Muoversi con intenzione e consapevolezza è un'attività di trasformazione che migliora la qualità dei tuoi movimenti fisici, migliorando anche la chiarezza mentale e il benessere emotivo. Rallentare, respirare intenzionalmente e sintonizzarsi con il tuo corpo può aiutarti a connetterti più profondamente con te stesso e con il mondo che ti circonda. Questo approccio consapevole al movimento si traduce in una maggiore efficienza, sollievo dal dolore, migliore postura e riduzione dello stress. Che tu stia facendo un allenamento somatico, facendo stretching o semplicemente passeggiando, applicare intenzione e consapevolezza a ogni azione può aiutarti a muoverti con più facilità, sicurezza e calma.

Comprendere il significato del ritmo

Il ritmo è un concetto importante negli esercizi somatici, soprattutto per gli anziani, perché influisce direttamente sull'efficacia, sulla sicurezza e sul divertimento generale di un allenamento. Il ritmo è vitale per gli esercizi somatici poiché si concentrano sulla consapevolezza, sulla connessione corporea e sul movimento moderato, prevenendo uno sforzo eccessivo sul corpo. Il ritmo è particolarmente importante per gli anziani perché considera i cambiamenti legati all'età nella mobilità, nella forza muscolare, nella flessibilità e nella salute generale.

Il ritmo si riferisce alla velocità, all'intensità e alla durata con cui una persona esegue attività fisiche o esercizi. Il ritmo negli esercizi somatici è la gestione intenzionale della velocità di movimento per adattarsi allo stato fisico attuale del corpo, consentendo una pratica sicura, di successo e gioiosa. Ciò include essere consapevoli non solo della rapidità con cui ci si muove, ma anche di quanto tempo dura un movimento specifico e di quanto sforzo viene messo in ogni movimento. Una corretta stimolazione consente al corpo di eseguire esercizi senza allungamenti eccessivi, sforzi eccessivi o sforzo eccessivo sui muscoli o sulle articolazioni.

Il ritmo per gli anziani è molto più che rallentare gli esercizi per evitare infortuni; include anche il tempo per l'attivazione muscolare, il rilassamento e il recupero, che sono tutti componenti essenziali delle pratiche somatiche. Incoraggia l'ascolto approfondito del corpo, indicando quando è il momento di rallentare o quando è pronto per un po' più di attività.

Perché il ritmo è importante per gli anziani

La massa muscolare, la salute delle articolazioni, la flessibilità e la resistenza variano naturalmente con l'invecchiamento. La stimolazione diventa fondamentale per rimanere a proprio agio, migliorare la mobilità e prevenire lesioni da uso eccessivo. *Ecco perché gli anziani devono darsi un ritmo:*

1. Previene gli infortuni: il vantaggio più evidente del ritmo è che previene gli infortuni. Con l'avanzare dell'età, i nostri tessuti diventano meno resistenti, aumentando il rischio di affaticamento muscolare o di allungamento eccessivo delle articolazioni. Gli anziani possono evitare di sottoporre a stress eccessivo muscoli e legamenti sensibili cronometrando i movimenti con attenzione e delicatezza. Ciò aiuta a prevenire sforzi eccessivi e sforzi, che possono entrambi causare dolore o addirittura danni a lungo termine.

2. Migliora la qualità del movimento: gli esercizi somatici si concentrano sulla qualità piuttosto che sulla quantità. Quando gli anziani si muovono lentamente e deliberatamente, acquisiscono una migliore comprensione di come i loro corpi svolgono ciascuna attività. Ciò consente loro di apportare piccole modifiche che possono aumentare significativamente l'efficienza e l'allineamento dei loro movimenti. Una stimolazione corretta promuove una connessione più forte con i sensi del corpo, che migliora la postura, l'allineamento articolare e gli schemi di movimento generali. Concentrandosi sulla qualità, gli anziani possono gradualmente riqualificare il proprio corpo per muoversi in modo più efficace, diminuendo il disagio e aumentando l'utilità.

3. Supporta l'attivazione e il rilassamento muscolare: un errore comune che gli anziani commettono quando iniziano una routine di esercizi è correre attraverso i movimenti per finirli velocemente. Tuttavia, la fretta può impedire ai muscoli di attivarsi o rilasciarsi completamente. Gli esercizi somatici si concentrano sull'impegno e sul rilascio dei muscoli. Il ritmo consente a questi processi di procedere in modo efficace. Quando gli anziani seguono il proprio ritmo, consentono ai loro muscoli di attivarsi progressivamente, assicurandosi di

utilizzare i muscoli corretti e di non compensare con altre parti del corpo. Allo stesso modo, la stimolazione garantisce che i muscoli abbiano abbastanza tempo per rilassarsi completamente, riducendo la tensione e aumentando la flessibilità.

4. Migliora la flessibilità e la mobilità: la flessibilità e la mobilità si deteriorano naturalmente con l'invecchiamento. Il movimento lento e deliberato, d'altro canto, aiuta nel recupero e nel mantenimento di queste capacità negli anziani. Gli anziani che seguono il ritmo delle attività somatiche permettono ai loro corpi di allungarsi dolcemente e rilasciare la tensione senza forzare il movimento. I movimenti lenti consentono alle articolazioni di allentarsi, con conseguente miglioramento della gamma di movimento e flessibilità nel tempo. Questo ritmo controllato ha più successo nel migliorare la mobilità perché incoraggia un progresso sicuro e costante, che riduce il rischio di sforzi o danni.

5. Promuove il rilassamento e il sollievo dallo stress: uno dei principali vantaggi degli esercizi somatici è la loro capacità di alleviare lo stress e l'ansia. Quando gli anziani si prendono il tempo per ritmo dei loro movimenti e respirano profondamente, possono attivare il sistema nervoso parasimpatico, che controlla

la risposta di riposo e digestione del corpo. Muoversi lentamente e deliberatamente consente agli anziani di raggiungere uno stato di consapevolezza che promuove il rilassamento. La stimolazione rallenta la frequenza cardiaca, abbassa la pressione sanguigna e produce un senso di pace, particolarmente utile per gli anziani ansiosi o stressati.

6. Incoraggia la connessione mente-corpo: le attività somatiche si basano sulla consapevolezza e sulla consapevolezza del corpo. Quando gli anziani praticano le attività con attenzione, possono diventare più consapevoli di come si sentono i loro muscoli, dove viene immagazzinata la tensione e di come si muovono le loro articolazioni. Questa maggiore consapevolezza può portare a migliori pratiche di cura di sé e aiutare gli anziani a individuare le aree che richiedono ulteriore attenzione, come disagio, tensione o rigidità. Il ritmo favorisce una connessione mente-corpo, consentendo agli anziani di esprimere giudizi più consapevoli su quanto sforzo esercitare e quando riposare.

7. Evita lo sforzo eccessivo: lo sforzo eccessivo è un problema diffuso per molti anziani che cercano di spingersi troppo durante l'esercizio, soprattutto quando seguono il ritmo di un individuo più giovane o più in

forma fisicamente. Ciò può causare stanchezza, dolore e persino danni. Il ritmo è vitale quando si eseguono esercizi somatici per evitare che gli anziani sovraccarichino il proprio corpo. I movimenti più lenti li aiutano a rimanere entro i propri limiti fisici, evitando di spingere troppo forte o troppo velocemente. Ciò consente agli anziani di esercitarsi in sicurezza, sapendo quando rallentare e quando spingere un po' di più entro i propri limiti.

Come regolare l'esercizio somatico in modo efficace

Il ritmo efficace negli esercizi somatici richiede pratica, pazienza e consapevolezza di sé. *Ecco alcune strategie utili per aiutare gli anziani a regolare i propri movimenti:*

1. Inizia lentamente e costruisci gradualmente: inizia con movimenti semplici e delicati. Evitare di accelerare durante gli esercizi, soprattutto nelle fasi iniziali. Inizia con qualche minuto di stretching o movimento leggero, quindi aumenta gradualmente la durata man mano che ti senti più a tuo agio.

2. Concentrarsi sulla respirazione: il ritmo si basa fortemente sulla respirazione. La respirazione profonda e controllata aiuta a regolare il ritmo del corpo e

favorisce il rilassamento. Concentrati sull'espirazione completa, permettendo al corpo di rilassarsi e rallentare.

3. Ascolta il tuo corpo: presta attenzione a eventuali sintomi di dolore o stanchezza. Se un movimento è troppo difficile, rallenta, fai una pausa o modificalo. Evita di spingerti oltre i tuoi limiti.

4. Incorporare periodi di riposo: concedere molto riposo tra gli allenamenti per consentire ai muscoli di guarire. Gli esercizi somatici hanno lo scopo di essere rigeneranti e i riposi regolari consentono al corpo di digerire i movimenti senza sovraccaricare i muscoli.

5. Usa il tempo come misura: invece di correre attraverso serie o ripetizioni, prenditi il tempo per seguire il tuo ritmo. Imposta un timer per un periodo di tempo specificato per ogni esercizio o movimento e concentrati sulla qualità del movimento durante quel periodo.

Il ritmo è molto più che muoversi lentamente; si tratta di muoversi saggiamente e deliberatamente. Il ritmo consente agli anziani che praticano esercizi somatici di connettersi con il proprio corpo a un livello più profondo, riducendo il rischio di infortuni, aumentando la flessibilità e migliorando la salute e il benessere generale. Gli anziani possono ottenere i benefici degli esercizi somatici prendendosi il tempo per regolare correttamente i propri movimenti, rispettando i propri limiti fisici, favorendo la guarigione e promuovendo la salute a lungo termine. Infine, il ritmo si traduce in un'esperienza di esercizio più piacevole, duratura ed efficace.

CAPITOLO 6: ESERCIZI SOMATICI DELICATI PER LA TESTA E IL COLLO

1. Rulli per il collo

Istruzioni:

1. Siediti o alzati con la schiena dritta, con le spalle rilassate e la testa allineata con la colonna vertebrale.
2. Abbassa delicatamente il mento verso il petto.
3. Ruota lentamente la testa con un movimento circolare, prima a sinistra, poi all'indietro, a destra e infine di nuovo alla posizione iniziale.
4. Dopo aver completato una rotazione, invertire la direzione ruotando la testa verso destra.
5. Esegui da 5 a 10 rotolamenti in ciascuna direzione, assicurandoti di mantenere il movimento lento e fluido, evitando strattoni.

2. Alzate di spalle

Istruzioni:

1. Stai in piedi o seduto con la schiena dritta e le braccia rilassate lungo i fianchi.
2. Solleva lentamente le spalle verso le orecchie come se cercassi di toccarle con le orecchie.
3. Mantieni la posizione per un secondo, quindi rilascia delicatamente e abbassa le spalle nella posizione iniziale.
4. Ripeti il movimento per 10-15 ripetizioni, assicurandoti di concentrarti su un movimento fluido e controllato.
5. Per intensificare, puoi tenere dei pesi leggeri tra le mani mentre esegui le alzate di spalle.

3. Allungamento del collo

Istruzioni:

1. Sedersi in posizione eretta con la schiena dritta e le spalle rilassate.
2. Inclina delicatamente la testa verso destra, portando l'orecchio verso la spalla.
3. Mantieni questo allungamento per 15-30 secondi, avvertendo un leggero allungamento sul lato sinistro del collo.

4. Ritorna lentamente al centro e ripeti sul lato sinistro.

5. Esegui 2-3 serie su ciascun lato per migliorare la flessibilità.

4. Cerchi delle spalle

Istruzioni:

1. Stai in piedi o seduto con la schiena dritta e le braccia distese lungo i fianchi.

2. Fai lentamente piccoli cerchi con le spalle, spostandole in avanti.

3. Aumenta gradualmente la dimensione dei cerchi, quindi inverti la direzione e crea i cerchi all'indietro.

4. Esegui 10-15 cerchi in ciascuna direzione.

5. Mantieni il core impegnato e mantieni movimenti fluidi e controllati durante l'esercizio.

5. Stretching dell'elevatore della scapola da seduti

Istruzioni:

1. Siediti su una sedia con i piedi appoggiati a terra e la schiena dritta.

2. Metti la mano sinistra sulla base della testa e inclina delicatamente l'orecchio destro verso la spalla destra.

3. Usando la mano sinistra, esercita una leggera pressione sulla parte posteriore della testa per approfondire l'allungamento.
4. Mantieni la posizione per 20-30 secondi, sentendo un allungamento lungo il lato sinistro del collo e la parte superiore della schiena.
5. Cambia lato e ripeti l'allungamento per altri 20-30 secondi.

6. Incurvamento e rilascio della spalla

Istruzioni:

1. Sedersi o stare in piedi con una postura diritta e le braccia rilassate lungo i fianchi.
2. Ruota delicatamente le spalle in avanti, portandole verso le orecchie con un movimento incurvante.
3. Mantieni la sensazione per un secondo, poi rilassati e rilascia le spalle verso il basso, aprendo il petto.
4. Ripeti questo movimento 10-15 volte, concentrandoti sul coinvolgimento dei muscoli delle spalle.
5. Assicurati che ogni rilascio sia lento e controllato per massimizzare l'allungamento e alleviare la tensione.

7. Estensione spinale supina

Istruzioni:

1. Sdraiati sulla schiena con le braccia tese sopra la testa e le gambe dritte.
2. Inspira profondamente e mentre espiri solleva delicatamente il petto dal pavimento ed estendi le braccia verso il soffitto.
3. Mantieni la parte bassa della schiena premuta contro il pavimento mentre estendi la colonna vertebrale, creando una curva delicata dalla base della colonna vertebrale verso l'alto.
4. Mantieni la posizione estesa per 5-10 secondi, quindi torna lentamente alla posizione iniziale.
5. Esegui 8-12 ripetizioni per allungare e rilassare delicatamente la colonna vertebrale.

8. Isometria del collo

Istruzioni:

1. Sedersi in posizione eretta con le spalle rilassate.
2. Posiziona la mano sinistra contro il lato sinistro della testa, appena sopra l'orecchio.

3. Spingi la testa nella mano, resistendo al movimento con la mano per 5-10 secondi.
4. Rilassati brevemente, quindi ripeti il processo, cambiando lato.
5. Esegui l'esercizio 3-5 volte su ciascun lato per rafforzare i muscoli del collo.

9. Differenziazione tronco-spalla

Istruzioni:

1. Sedersi o stare in piedi con la schiena dritta e le spalle rilassate.
2. Mantenendo le spalle rilassate, ruota delicatamente la parte superiore del tronco verso sinistra senza muovere la parte inferiore del corpo.
3. Mantieni la posizione per un momento, poi ritorna al centro.
4. Ripeti il movimento sul lato destro.
5. Esegui questo esercizio 10-15 volte su ciascun lato, assicurandoti che solo il busto ruoti mentre la parte inferiore del corpo rimane ferma.

CAPITOLO 7: ATTIVITÀ SOMATICHE DELICATE DELLA SCHIENA

10. Sollevamento posteriore

Istruzioni:

1. Sdraiati sulla schiena con le ginocchia piegate e i piedi appoggiati sul pavimento, alla larghezza dei fianchi.
2. Metti le braccia lungo i fianchi, i palmi rivolti verso il basso.
3. Premi i piedi sul pavimento, contrai i glutei e solleva i fianchi verso il soffitto, creando una linea retta dalle ginocchia alle spalle.
4. Mantieni la posizione sollevata per alcuni secondi, quindi abbassa delicatamente i fianchi sul pavimento.
5. Ripeti per 8-12 ripetizioni, assicurandoti che il movimento sia controllato e costante.

11. Variazione somatica della piegatura laterale

Istruzioni:

1. Sedersi comodamente con la colonna vertebrale dritta e le gambe distese o incrociate.
2. Appoggia la mano sinistra sul pavimento accanto a te e solleva il braccio destro sopra la testa.
3. Inclina lentamente il busto verso sinistra, avvertendo un leggero allungamento lungo il lato destro del corpo.
4. Mantieni la posizione per 15-30 secondi, quindi torna lentamente alla posizione di partenza.
5. Ripeti dall'altro lato, alternando entrambi i lati per 3-5 ripetizioni ciascuno.

12. Sfinge

Istruzioni:

1. Sdraiati a pancia in giù con gli avambracci sul pavimento, i gomiti allineati direttamente sotto le spalle.
2. Premi sugli avambracci e solleva delicatamente il petto dal pavimento, inarcando la schiena e mantenendo rilassata la parte inferiore del corpo.

3. Mantieni la testa allineata con la colonna vertebrale, guardando dritto davanti a te e mantieni la posizione per 20-30 secondi.
4. Respira profondamente, mantenendo il busto sollevato e il petto aperto.
5. Abbassa la schiena lentamente e ripeti per 3-5 ripetizioni, assicurandoti di muoverti delicatamente.

13. Posa del bambino con portata

Istruzioni:

1. Inizia in ginocchio sul pavimento con le ginocchia divaricate e gli alluci che si toccano.
2. Abbassa i fianchi verso i talloni e allunga le braccia in avanti sul pavimento.
3. Mentre ti allunghi in avanti, mantieni la fronte appoggiata sul pavimento per un allungamento più profondo.
4. Mantieni la posizione per 20-30 secondi, quindi torna lentamente in posizione inginocchiata.
5. Ripeti 2-3 volte, sentendo l'allungamento lungo la schiena, le braccia e le spalle.

14. Antidolorifico per la parte bassa della schiena

Istruzioni:

1. Sdraiati sulla schiena con le ginocchia piegate e i piedi appoggiati sul pavimento.
2. Abbraccia delicatamente le ginocchia al petto mantenendo la parte bassa della schiena sul pavimento.
3. Dondola lentamente il corpo avanti e indietro con un movimento delicato per massaggiare la parte bassa della schiena.
4. Mantieni la posizione per 10-15 secondi, quindi rilascia lentamente e ripeti 3-5 volte.
5. Se sei a tuo agio, aggiungi piccoli cerchi con le ginocchia per aumentare il sollievo.

15. Il Boomerang

Istruzioni:

1. Siediti con le gambe tese davanti a te e la colonna vertebrale dritta.
2. Piega leggermente le ginocchia e metti le mani dietro di te per supporto.

3. Solleva i fianchi dal pavimento, quindi muovi lentamente le gambe avanti e indietro con un movimento oscillante controllato.
4. Concentrati su movimenti fluidi e controllati, assicurandoti che la colonna vertebrale rimanga lunga e dritta.
5. Esegui 8-10 ripetizioni per movimenti delicati, quindi riposa.

16. Inversione/Eversione

Istruzioni:

1. Siediti con le gambe dritte davanti a te e i piedi flessi.
2. Ruota lentamente i piedi verso l'esterno (eversione) portando la pianta dei piedi verso il pavimento.
3. Invertire il movimento puntando i piedi verso l'interno (inversione), unendo le piante dei piedi.
4. Esegui 10-15 ripetizioni lente e controllate in ciascuna direzione.
5. Mantieni le gambe rilassate isolando il movimento dai piedi e dalle caviglie.

17. Posa di Superman

Istruzioni:

1. Sdraiati a faccia in giù sul pavimento con le braccia tese sopra la testa e le gambe dritte.
2. Coinvolgi il tuo core e solleva lentamente le braccia, il petto e le gambe dal pavimento, mantenendoli dritti ed estesi.
3. Mantieni la posizione per 3-5 secondi, contraendo la parte bassa della schiena e i glutei mentre sollevi.
4. Abbassa lentamente la schiena al pavimento, assicurando un movimento fluido e controllato.
5. Ripeti per 8-10 ripetizioni, concentrandoti sull'impegno dei muscoli della schiena e del core.

18. Ricciolo attorcigliato

Istruzioni:

1. Sedersi sul pavimento con le ginocchia piegate e i piedi piatti.
2. Metti le mani dietro la testa e coinvolgi il core.
3. Ruota lentamente il busto verso sinistra, portando il gomito destro verso il ginocchio sinistro.
4. Ritorna al centro e ripeti dall'altro lato, portando il gomito sinistro verso il ginocchio destro.
5. Continua ad alternare i lati per 10-15 ripetizioni, mantenendo movimenti lenti e controllati.

CAPITOLO 8: ESERCIZI SOMATICI LEGGERI PER LE BRACCIA E IL PETTO

19. Apriscatole

Istruzioni:

1. Stai in piedi o seduto con la colonna vertebrale dritta e le spalle rilassate.
2. Intreccia le dita dietro la schiena e raddrizza le braccia, con i palmi rivolti verso l'interno.
3. Solleva lentamente le braccia dal corpo, aprendo delicatamente il petto e unisci le scapole.
4. Mantieni l'allungamento per 15-30 secondi, respirando profondamente per migliorare l'allungamento.
5. Rilascia lentamente e ripeti per 2-3 serie.

20. Angeli da muro

Istruzioni:

1. Stai con la schiena contro un muro, i piedi a circa 6 pollici di distanza dalla base.
2. Premi la parte bassa della schiena, la parte superiore della schiena e la testa contro il muro mantenendo le ginocchia leggermente piegate.
3. Porta le braccia ad un angolo di 90 gradi, con i gomiti piegati e il dorso delle mani che tocca il muro.
4. Fai scorrere lentamente le braccia verso l'alto, mantenendo il dorso delle mani e delle braccia a contatto con il muro.
5. Abbassa le braccia nella posizione iniziale e ripeti per 10-15 ripetizioni.

21. Espansione del torace

Istruzioni:

1. Stai con i piedi divaricati alla larghezza dei fianchi e intreccia le dita dietro la schiena.
2. Raddrizza le braccia e sollevale delicatamente dal corpo, aprendo il petto e allungando le spalle.
3. Solleva il petto verso l'alto mentre premi i palmi delle mani insieme, tirando le scapole verso il basso e all'indietro.

4. Mantieni la posizione per 15-30 secondi, respirando profondamente per massimizzare l'allungamento.
5. Rilascia lentamente e ripeti per 2-3 serie.

22. Arco spinale e appiattimento

Istruzioni:

1. Sedersi su una sedia con i piedi appoggiati sul pavimento e le mani appoggiate sulle ginocchia.
2. Mentre inspiri, inarca la schiena, inclinando il bacino in avanti e sollevando il petto verso l'alto.
3. Mentre espiri, appiattisci la colonna vertebrale tirando l'ombelico verso la colonna vertebrale e arrotondando leggermente la schiena.
4. Continua il movimento in modo lento e controllato per 10-15 ripetizioni, sincronizzandoti con il respiro.
5. Concentrati sull'articolazione fluida della colonna vertebrale e sull'impegno del core.

23. Stretching dei muscoli pettorali da seduti

Istruzioni:

1. Siediti su una sedia con i piedi appoggiati sul pavimento e la colonna vertebrale dritta.
2. Metti le mani dietro la testa e apri delicatamente i gomiti verso i lati.
3. Tira lentamente indietro i gomiti per sentire un allungamento sul petto e sulle spalle.
4. Mantieni la posizione per 15-30 secondi, respirando profondamente per allentare la tensione nei muscoli pettorali.
5. Rilascia e ripeti 2-3 volte, concentrandoti sull'approfondimento dell'allungamento ad ogni espirazione.

24. Abbraccio a farfalla

Istruzioni:

1. Siediti comodamente con i piedi appoggiati sul pavimento e la colonna vertebrale alta.
2. Metti le mani sulle spalle con i gomiti piegati e rivolti verso l'esterno.

3. Porta lentamente i gomiti in avanti l'uno verso l'altro, incrociandoli delicatamente davanti al tuo corpo.
4. Apri bene i gomiti, sentendo un allungamento sul petto e sulle spalle.
5. Ripeti per 8-12 ripetizioni, concentrandoti su movimenti lenti e controllati.

25. Riccioli per i polsi

Istruzioni:

1. Siediti comodamente con i piedi appoggiati sul pavimento e una fascia leggera o di resistenza in ciascuna mano.
2. Appoggia gli avambracci sulle cosce o su un tavolo con i polsi che pendono dal bordo.
3. Con i palmi rivolti verso l'alto, piega i polsi verso l'alto, sollevando il peso o la fascia di resistenza.
4. Abbassa lentamente i polsi fino alla posizione iniziale.
5. Esegui 10-15 ripetizioni per ciascuna mano, assicurando movimenti fluidi e controllati.

26. Pandiculazione del tricipite

Istruzioni:

1. Siediti o stai in piedi con le braccia tese sopra la testa.

2. Piega lentamente i gomiti e abbassa le mani verso le spalle, mantenendo i gomiti fermi.
3. Premi delicatamente le mani sulle spalle, impegnando i tricipiti mentre resisti al movimento.
4. Tieni premuto per 5 secondi, quindi rilascia.
5. Ripeti per 8-10 ripetizioni, concentrandoti su movimenti controllati e impegno.

27. Flessione ed estensione del braccio

Istruzioni:

1. Siediti o stai in piedi con i piedi appoggiati sul pavimento e le braccia distese davanti a te all'altezza delle spalle.
2. Piega lentamente i gomiti per portare le mani verso le spalle (flessione).
3. Quindi, estendi nuovamente le braccia (estensione), mantenendo i gomiti bloccati.
4. Continua ad alternare flessione ed estensione per 10-15 ripetizioni, mantenendo movimenti fluidi e controllati.
5. Mantieni le spalle rilassate e concentrati sul movimento dei gomiti e degli avambracci.

28. Pandiculazione del bicipite

Istruzioni:

1. Siediti o stai in piedi con le braccia tese davanti a te all'altezza delle spalle.
2. Piega lentamente i gomiti, portando le mani verso le spalle e tendi i bicipiti.
3. Mantieni la contrazione per 3-5 secondi, quindi rilascia lentamente.
4. Ripeti per 8-10 ripetizioni, concentrandoti su un impegno e un rilascio lenti e controllati.
5. Mantenere il collo e le spalle rilassati durante tutto il movimento.

CAPITOLO 9: TECNICHE SOMATICHE MORBIDI PER LA REGIONE PELVICA E L'ADDOME

29. Inclinazione pelvica

Istruzioni:

1. Sdraiati sulla schiena con le ginocchia piegate e i piedi appoggiati sul pavimento, alla larghezza dei fianchi.
2. Contrai i muscoli addominali e inclina delicatamente il bacino verso l'alto, appiattendo la parte bassa della schiena contro il pavimento.
3. Mantieni la posizione per 5-10 secondi mentre respiri profondamente, quindi rilassati.
4. Ripeti 10-15 volte, concentrandoti sul coinvolgimento del core e sul movimento lento del bacino.
5. Questo movimento può essere modificato posizionando le mani sul basso ventre per sentire il lavoro dei muscoli.

30. Respirazione addominale

Istruzioni:

1. Siediti comodamente o sdraiati sulla schiena con le ginocchia piegate.
2. Metti una mano sul petto e l'altra sull'addome.
3. Inspira lentamente attraverso il naso, permettendo alla pancia di sollevarsi mentre il diaframma si espande, senza sollevare il petto.
4. Espira attraverso la bocca, lasciando cadere l'addome e lasciando che l'aria lasci completamente i polmoni.
5. Ripeti per 5-10 minuti, concentrandoti su respiri lenti e profondi e rilassando il corpo.

31. Rilascio dello Psoas

Istruzioni:

1. Sdraiati sulla schiena con le ginocchia piegate e i piedi appoggiati sul pavimento.
2. Metti una mano sul basso addome e l'altra sulla parte superiore della coscia o del ginocchio.
3. Spingi delicatamente la coscia lontano dal corpo, avvertendo un allungamento lungo la parte anteriore dell'anca.

4. Mantieni l'allungamento per 20-30 secondi, quindi rilassati e ripeti 2-3 volte su ciascun lato.
5. Questo allungamento aiuta a rilasciare la tensione nel muscolo psoas, essenziale per mantenere una buona postura e mobilità.

32. Orologio pelvico

Istruzioni:

1. Sdraiati sulla schiena con le ginocchia piegate e i piedi appoggiati sul pavimento.
2. Visualizza il quadrante di un orologio sull'addome, con l'ombelico al centro.
3. Inclina lentamente il bacino verso mezzogiorno, quindi spostalo alle 3, alle 6 e alle 9 con un movimento circolare.
4. Mantieni la schiena rilassata e muovi il bacino solo al limite del tuo comfort.
5. Esegui l'esercizio per 5-10 minuti, cambiando direzione a metà.

33. Gatto-Mucca

Istruzioni:

1. Inizia su mani e ginocchia con i polsi direttamente sotto le spalle e le ginocchia sotto i fianchi.
2. Inspira mentre inarchi la schiena, sollevando la testa e il coccige verso il soffitto (posizione della mucca).
3. Espira mentre giri la schiena, portando il mento verso il petto e il bacino verso l'ombelico (posizione del gatto).
4. Ripeti per 10-15 cicli, muovendoti lentamente e sincronizzando il respiro con il movimento.
5. Concentrati sull'articolazione di ogni vertebra, dal coccige al collo.

34. Sollevamento delle gambe in posizione supina

Istruzioni:

1. Sdraiati sulla schiena con le ginocchia piegate e i piedi appoggiati sul pavimento.
2. Estendi lentamente una gamba mantenendo la schiena premuta saldamente contro il pavimento.
3. Solleva la gamba estesa di 6-8 pollici dal pavimento, impegnando il core.

4. Mantieni la posizione per 5-10 secondi, quindi abbassa lentamente la gamba sul pavimento.

5. Ripeti per 10-15 ripetizioni su ciascuna gamba, assicurando movimenti fluidi e controllati.

35. Gambe dentro-fuori

Istruzioni:

1. Sdraiati sulla schiena con le ginocchia piegate e i piedi appoggiati sul pavimento.

2. Solleva entrambe le gambe dal pavimento, mantenendo le ginocchia piegate con un angolo di 90 gradi.

3. Allontana lentamente le gambe l'una dall'altra, quindi riuniscile delicatamente.

4. Ripeti per 10-15 ripetizioni, concentrandoti su movimenti controllati e coinvolgendo il tuo core.

5. Tieni la schiena appoggiata al pavimento per evitare sforzi inutili.

36. Posa del ponte

Istruzioni:

1. Sdraiati sulla schiena con le ginocchia piegate e i piedi appoggiati sul pavimento, alla larghezza dei fianchi.
2. Premi i talloni e solleva i fianchi verso il soffitto, mantenendo le spalle e i piedi a terra.
3. Coinvolgi i glutei e le cosce mentre sollevi e mantieni la posizione per 5-10 secondi.
4. Abbassa lentamente i fianchi a terra e ripeti per 10-15 ripetizioni.
5. Per approfondire l'allungamento, prova a mantenere la posa per periodi più lunghi e concentrati sulla respirazione profonda.

37. Rilascio dello Psoas della gamba lunga

Istruzioni:

1. Sdraiati sulla schiena con una gamba tesa e l'altro ginocchio piegato.
2. Tieni il ginocchio della gamba piegata al petto, mantenendo la gamba estesa dritta sul pavimento.

3. Premi delicatamente la parte bassa della schiena sul pavimento, avvertendo un allungamento dei flessori dell'anca e del muscolo psoas della gamba estesa.
4. Mantieni la posizione per 20-30 secondi, quindi cambia gamba.
5. Esegui questo allungamento per 2-3 serie su ciascuna gamba per allentare la tensione nei flessori dell'anca.

38. Torsione spinale supina

Istruzioni:

1. Sdraiati sulla schiena con le braccia distese lungo i fianchi e le ginocchia piegate.
2. Lascia cadere lentamente entrambe le ginocchia da un lato mantenendo le spalle a terra.
3. Gira la testa nella direzione opposta, creando una leggera torsione lungo la colonna vertebrale.
4. Mantieni la posizione per 20-30 secondi, quindi torna al centro e cambia lato.
5. Ripeti per 2-3 serie, concentrandoti sulla respirazione profonda e sullo stretching delicato.

CAPITOLO 10: ESERCIZI SOMATICI DELICATI PER PIEDI E GAMBE

---

39. Sollevamento della punta della tibia

Istruzioni:

1. Stai in piedi con i piedi alla larghezza dei fianchi e le ginocchia leggermente piegate.
2. Solleva lentamente le dita dei piedi verso il soffitto, mantenendo i talloni a terra.
3. Mantieni la posizione in alto per 1-2 secondi, quindi abbassa lentamente le dita dei piedi.
4. Ripeti per 10-15 ripetizioni, concentrandoti sul movimento controllato.
5. Se necessario, puoi posizionare le mani su una superficie robusta per mantenere l'equilibrio.

40. De-escalation delle cosce e dei tendini del ginocchio

Istruzioni:

1. Siediti sul pavimento con le gambe distese davanti a te.
2. Fletti delicatamente i piedi e punta le dita dei piedi verso l'alto.
3. Raggiungi le punte dei piedi con le braccia, allungando delicatamente i muscoli posteriori della coscia.
4. Mantieni l'allungamento per 20-30 secondi, concentrandoti sul rilassamento durante l'allungamento.
5. Ripeti 2-3 volte, mantenendo la schiena dritta ed evitando movimenti a scatti.

41. Piegatura laterale

Istruzioni:

1. Stai in piedi con i piedi alla larghezza dei fianchi e le braccia lungo i fianchi.
2. Solleva un braccio sopra la testa e inclinati delicatamente verso il lato opposto, sentendo l'allungamento lungo il lato del busto.
3. Mantieni l'allungamento per 20-30 secondi, respirando profondamente per migliorare l'allungamento.
4. Ritorna alla posizione iniziale e ripeti dall'altro lato.

5. Esegui 3-5 ripetizioni su ciascun lato, muovendoti lentamente e delicatamente.

42. Pandiculazione del piede

Istruzioni:

1. Siediti comodamente su una sedia con i piedi appoggiati sul pavimento.
2. Allunga le gambe davanti a te e punta le dita dei piedi il più lontano possibile.
3. Quindi, fletti i piedi, tirando le dita dei piedi verso gli stinchi.
4. Mantieni ciascuna posizione per 5-10 secondi, alternando la flessione e il puntamento delle dita dei piedi.
5. Ripeti per 10-15 cicli, prestando attenzione alla sensazione ai piedi e alla parte inferiore delle gambe.

43. Piega in avanti

Istruzioni:

1. Stai in piedi con i piedi alla larghezza dei fianchi e le ginocchia leggermente piegate.
2. Fai perno sui fianchi, abbassando il busto verso il pavimento e mantenendo la colonna vertebrale dritta.

3. Lascia che la testa e il collo si rilassino e prova a toccare le dita dei piedi o il pavimento con le mani.
4. Mantieni la posizione per 15-30 secondi, respirando profondamente durante l'allungamento.
5. Ritorna lentamente in posizione eretta arrotolando una vertebra alla volta.

44. Strofinaccio

Istruzioni:

1. Stai in piedi con i piedi alla larghezza delle spalle.
2. Estendi le braccia davanti a te, mantenendole dritte.
3. Ruota lentamente il busto verso destra, poi verso sinistra, come se strizzassi uno straccio bagnato.
4. Concentrati sul movimento dalla vita mantenendo i fianchi stabili.
5. Esegui 10-15 ripetizioni su ciascun lato, mantenendo i movimenti controllati.

45. Flessione della caviglia da seduti

Istruzioni:

1. Sedersi su una sedia con i piedi appoggiati sul pavimento e le ginocchia piegate a 90 gradi.

2. Solleva un piede dal pavimento e fletti la caviglia in modo
   che le dita dei piedi puntino verso lo stinco.
3. Mantieni la posizione per 3-5 secondi, quindi torna
   lentamente alla posizione neutra.
4. Ripeti 10-15 volte su ciascun piede, concentrandoti sul
   movimento controllato.
5. Per un ulteriore allungamento, allontana le dita dei piedi dal
   corpo prima di fletterle indietro.

46. Il Fiore

Istruzioni:

1. Sedersi con le gambe incrociate in una posizione comoda.
2. Unisci le piante dei piedi e premi delicatamente le ginocchia
   verso il pavimento.
3. Tieni i piedi con entrambe le mani e apri lentamente le
   gambe più larghe, assomigliando ai petali di un fiore.
4. Respira profondamente mentre mantieni delicatamente
   l'allungamento per 20-30 secondi.
5. Ripeti 2-3 volte, assicurandoti di non forzare troppo le
   ginocchia verso il basso.

47. Sollievo dalla fascia ileotibiale (IT).

Istruzioni:

1. Siediti sul pavimento con le gambe distese davanti a te.
2. Incrocia una gamba sull'altra, appoggiando il piede sul pavimento.
3. Ruota delicatamente la parte superiore del corpo verso la gamba incrociata, posizionando il gomito opposto all'esterno del ginocchio.
4. Mantieni la posizione per 20-30 secondi, sentendo l'allungamento lungo la parte esterna dell'anca e della coscia.
5. Ripetere 2-3 volte su ciascun lato, assicurandosi di muoversi lentamente e senza sussulti.

48. Cerchi con le ginocchia da seduti

Istruzioni:

1. Siediti comodamente su una sedia con i piedi appoggiati sul pavimento.
2. Solleva un ginocchio da terra e ruotalo delicatamente con un movimento circolare, in senso orario per 10-15 rotazioni.
3. Ripeti il movimento nella direzione opposta per 10-15 rotazioni.

4. Passa all'altro ginocchio e ripeti il processo.

5. Concentrati sul movimento dell'articolazione dell'anca e mantieni il movimento fluido e controllato.

CAPITOLO 11: COSTRUIRE UNA ROUTINE QUOTIDIANA PER FLESSIBILITÀ E CALMA

Creare una routine per incorporare esercizi somatici nella vita quotidiana

Gli esercizi somatici sono un modo efficace per aumentare la flessibilità, alleviare il dolore, ridurre la tensione e ripristinare un senso di pace e benessere. Questi esercizi, che enfatizzano movimenti attenti e centrati sul corpo, possono essere particolarmente efficaci per gli anziani sopra i 60 anni che soffrono di dolore cronico, rigidità e problemi di mobilità. Una delle chiavi per rendere efficaci gli esercizi somatici è incorporarli nella vita quotidiana in modo che i benefici durino oltre la sessione di esercizi e diventino parte di una routine che migliora la salute generale e la qualità della vita.

Lo sviluppo di un programma coerente, piacevole e sostenibile per gli allenamenti somatici è fondamentale per l'efficacia a lungo termine. In questo articolo vedremo come creare un programma giornaliero che funzioni per te e renda gli esercizi somatici una parte regolare della tua giornata.

1. Inizia con un'intenzione e un obiettivo chiari

Prima di iniziare la pratica, dovresti capire perché stai facendo esercizi somatici e cosa miri a ottenere. Gli obiettivi degli anziani possono includere l'alleviamento del dolore, una maggiore flessibilità, una diminuzione delle preoccupazioni, una maggiore mobilità o semplicemente un senso di benessere. Stabilire un'intenzione chiara ti aiuta a rimanere concentrato, motivato e impegnato verso i tuoi obiettivi di salute a lungo termine.

Quando sviluppi un regime, chiediti quanto segue:

- Qual è il mio obiettivo principale? (Ad esempio, ridurre il disagio alla schiena, migliorare la postura e alleviare lo stress.)
- Come vorrei sentirmi dopo ogni sessione? (Esempi: più calmo, meno teso, rinvigorito)
- Che tipo di progressi vorrei monitorare? (Ad esempio, maggiore flessibilità, meno dolore e un sonno migliore.)

Iniziare con obiettivi chiari ti consente di adattare la tua routine somatica quotidiana alle tue esigenze di salute e al tuo stile di vita.

2. Inizia lentamente e stabilisci aspettative realistiche

Quando si introducono esercizi somatici nella routine quotidiana, è fondamentale iniziare con cautela. Se sei nuovo nel campo somatico o non fai attività fisica da un po', non lanciarti in una routine rigorosa. La bellezza degli esercizi somatici è il loro ritmo lento e deliberato, che promuove una profonda consapevolezza del corpo e movimenti delicati. Col tempo, il tuo corpo si adatterà a questi allenamenti, permettendoti di aumentare gradualmente l'intensità e la complessità dei tuoi movimenti.

Un metodo consigliato è iniziare con 10-15 minuti di esercizi somatici ogni giorno. Man mano che il tuo corpo si adatta e ti senti più a tuo agio con i movimenti, puoi aumentare progressivamente la durata dei tuoi allenamenti fino a 30 minuti o più. Ricorda che gli esercizi somatici non dovrebbero mai essere dolorosi; invece, dovrebbero essere comodi e rilassanti. Se avverti fastidio o tensione, modifica i movimenti o riduci l'intensità.

3. La coerenza è la chiave

Stabilire un programma costante è una delle strategie più efficaci per includere allenamenti somatici nella vita di tutti i giorni. Ciò non significa che ogni giorno debba essere uguale, ma stabilire un orario regolare della giornata per queste attività potrebbe aiutarle a diventare abitudini.

Per stabilire una routine costante:

- Metti da parte ogni giorno un periodo definito per la tua pratica somatica. Molte persone credono che esercitarsi al mattino dia un buon tono per il resto della giornata. Altri potrebbero scegliere un rituale pomeridiano o serale per aiutarli a rilassarsi.
- Imposta un promemoria o aggiungilo al tuo programma giornaliero. Trattalo come se fosse una riunione o un appuntamento obbligatorio.
- Inizia in piccolo per evitare di sopraffarti. Inizia con sessioni brevi e gestibili che puoi facilmente programmare nella tua giornata. Man mano che ti senti più a tuo agio, aumenta la durata.

4. Ascolta il tuo corpo

Gli esercizi somatici riguardano la connessione con il proprio corpo e il movimento con uno scopo. Uno dei componenti più cruciali di questo esercizio è imparare ad ascoltare i segnali del tuo corpo. A differenza dei tipi di esercizi più tradizionali, che possono concentrarsi sulla gestione del disagio o sul raggiungimento di un obiettivo specifico, gli esercizi somatici ti consentono di essere presente e adattare i tuoi movimenti in base a come ti senti.

Durante la tua routine:

- Presta attenzione a come si sente il tuo corpo durante ogni allenamento. Riconosci eventuali aree di stress, disagio o tensione e usa i tuoi movimenti per alleviarle delicatamente.
- Regola i tuoi movimenti in base a come ti senti in questo momento. Se ritieni che un allungamento sia troppo difficile, fai marcia indietro e prova una varietà più delicata. Il movimento somatico non significa oltrepassare i limiti, ma piuttosto diventare più consapevoli dello stato attuale del proprio corpo.
- Usa il tuo respiro come linea guida. La respirazione profonda e attenta ti consente di rilassarti durante gli esercizi guidando anche il ritmo e l'intensità di ogni movimento. Respira profondamente e delicatamente, prestando attenzione alle parti tese o stressanti del tuo corpo.

5. Mescola: crea varietà

Sebbene la coerenza sia vitale, anche la varietà nella tua routine è essenziale per mantenere le cose fresche ed evitare la monotonia. Gli esercizi somatici possono colpire diverse sezioni del corpo e cambiare le attività che pratichi ogni giorno potrebbe aiutarti a evitare di stressare eccessivamente aree specifiche. Ti aiuta anche ad alleviare eventuali disagi o tensioni che potrebbero emergere.

Puoi personalizzare la tua pratica per colpire diverse parti del corpo in giorni diversi. Per esempio:

- Giorno 1: movimenti delicati come il rollio del collo, l'alzata delle spalle e l'apertura del torace possono aiutare a rafforzare il collo, le spalle e la parte superiore della schiena.
- Giorno 2: allunga le gambe, inclina il bacino e rilascia i muscoli posteriori della coscia.
- Giorno 3: includi esercizi che facciano lavorare i muscoli centrali e addominali, come le posture del ponte e i rilasci dello psoas.

In alternativa, potresti combinare movimenti per diverse regioni del corpo in un'unica sessione per evitare di sovraccaricare un gruppo muscolare.

6. Stabilisci obiettivi di tempo realistici

Quando inizi a incorporare esercizi somatici nella tua routine quotidiana, è fondamentale stabilire obiettivi temporali realistici. Inizia impegnandoti per un determinato periodo di tempo al giorno, che siano 10, 15 o 20 minuti, e aumenta gradualmente la durata man mano che ti senti a tuo agio. L'idea non è quella di finire quanti più esercizi possibile, ma di impegnarsi pienamente in ognuno di essi, permettendo al corpo di rilassarsi e rigenerarsi.

Se 15 minuti ti sembrano troppo lunghi, valuta la possibilità di suddividere l'esercizio in piccoli periodi. Ad esempio, potresti fare sessioni mattutine e serali di 5 minuti con nuovi esercizi ogni volta. Ciò non solo semplifica la pianificazione del tempo per la pratica somatica nella tua vita quotidiana, ma ti aiuta anche a mantenere la coerenza.

7. Tieni traccia dei tuoi progressi

Monitorare i tuoi progressi ti aiuta a rimanere motivato e ad osservare i risultati della tua pratica somatica. Tenere un semplice quaderno in cui descrivi come ti senti prima e dopo ogni sessione potrebbe fornire informazioni utili su come gli esercizi somatici influenzano il tuo corpo e la tua mente.

Nel tuo diario, considera di annotare:

- Prima del trattamento individuare eventuali zone di tensione o dolore.
- Il tipo di attività che hai eseguito e il modo in cui il tuo corpo ha risposto.

- Eventuali aumenti di flessibilità, movimento o rilassamento.
- Cambiamenti emotivi, come riduzione dei livelli di ansia o stress.

Monitorare il successo in questo modo rafforza i vantaggi della tua pratica e ti incoraggia a continuare.

Integrare esercizi somatici nella routine quotidiana può essere molto utile per gli anziani, in particolare in termini di alleviamento del dolore, riduzione dello stress e aumento della mobilità. Gli esercizi somatici possono diventare una parte regolare della tua routine iniziando lentamente, ascoltando il tuo corpo, fissando obiettivi realistici e rimanendo persistente, migliorando così la tua salute fisica ed emotiva. Che tu pratichi per 10 o 30 minuti al giorno, questi movimenti delicati e consapevoli possono aiutare a ripristinare flessibilità, tranquillità e benessere, risultando in un'esistenza più piacevole e vibrante.

Il ruolo della coerenza nel ripristinare la mobilità e il benessere

La coerenza è una forza straordinaria quando si tratta di ottenere mobilità a lungo termine e benessere generale, in particolare per gli anziani che partecipano ad esercizi somatici. Mentre una singola sessione può portare sollievo o rilassamento immediato, è l'effetto cumulativo di una pratica costante che si traduce in cambiamenti profondi e duraturi.

1. Costruire la memoria muscolare per una migliore mobilità

Il corpo umano vive di ripetizione. Esercizi somatici costanti servono a stabilire e mantenere la memoria muscolare, rendendo i movimenti più fluidi e naturali nel tempo. Ciò è particolarmente importante per gli anziani, che potrebbero dover affrontare rigidità, difficoltà di equilibrio o range di movimento limitato a causa dell'invecchiamento o dell'inattività.

Con la pratica ripetuta, il cervello e il sistema nervoso imparano a ottimizzare gli schemi di movimento, risultando in un'azione più efficiente e senza sforzo. Esercizi di stretching delicato ed esercizi di movimento controllato, ad esempio, possono aiutare il corpo a riqualificarsi per rilasciare la tensione cronica e ritrovare la flessibilità perduta. Col passare del tempo, gli anziani potrebbero scoprire che compiti precedentemente difficili, come piegarsi, allungarsi o alzarsi, diventano più facili e meno dolorosi.

2. Neuroplasticità migliorata per il sollievo dal dolore a lungo termine

Uno degli elementi più intriganti degli allenamenti somatici è il loro effetto sulla neuroplasticità, la capacità del cervello di riorganizzare e generare nuove connessioni neurali. La pratica costante consente al sistema nervoso di "disimparare" abitudini disadattive che causano dolore o disagio e di sostituirle con abitudini più sane ed efficienti.

Ad esempio, il dolore persistente è spesso associato al fatto che il cervello interpreta erroneamente i segnali provenienti dal corpo a causa di una tensione prolungata o di una cattiva postura. L'attività somatica regolare interrompe il ciclo educando il cervello a notare e correggere le tendenze negative. Nel tempo, questo riduce il dolore e aumenta la consapevolezza totale del corpo, determinando una maggiore sensazione di facilità nei movimenti quotidiani.

3. Aumento graduale della flessibilità e dell'ampiezza del movimento

La flessibilità non è qualcosa che può essere sviluppata immediatamente; richiede pazienza e pratica costante. La pratica somatica costante allunga e allunga dolcemente i muscoli, consentendo una maggiore libertà di movimento senza tensione. A differenza degli allenamenti ad alta intensità, che possono portare a infortuni, gli esercizi somatici enfatizzano un miglioramento costante, rendendoli eccellenti per gli anziani con problemi articolari o limitazioni di mobilità.

Ad esempio, un anziano che esegue frequentemente inclinazioni pelviche o modeste torsioni spinali vedrà un miglioramento nella capacità di piegare, girare e ruotare il proprio corpo. Questi piccoli ma importanti vantaggi si accumulano nel tempo, rendendo le attività quotidiane come vestirsi, cucinare e fare giardinaggio più divertenti e meno impegnative dal punto di vista fisico.

4. Rafforzare la connessione mente-corpo

L'esercizio somatico si basa sulla connessione mente-corpo, che è una conoscenza consapevole di come il corpo si sente e si muove. Questa connessione si rafforza con la pratica continua, consentendo agli anziani di comprendere meglio i segnali del proprio corpo e di rispondere adeguatamente.

Ad esempio, frequenti esercizi somatici possono aiutare gli anziani a identificare quando trattengono uno stress non necessario sulle spalle o stringono la mascella. Diventando più consapevoli di queste tendenze, possono rilassarsi deliberatamente in luoghi particolari, riducendo lo stress ed evitando disagi a lungo termine.

Inoltre, un forte legame mente-corpo promuove una sensazione di empowerment. Gli anziani spesso riferiscono di sentirsi più responsabili della propria salute fisica e del proprio benessere, il che può essere di grande ispirazione e responsabilizzazione.

5. Maggiore stabilità ed equilibrio

Le cadute rappresentano una delle principali preoccupazioni per gli anziani, poiché spesso provocano lesioni e una diminuzione della mobilità generale. Una pratica somatica coerente può ridurre drasticamente la probabilità di cadere migliorando l'equilibrio, la stabilità e la coordinazione.

Gli esercizi mirati alla forza del core, all'allineamento e alla distribuzione del peso aiutano gli anziani a mantenere una postura più stabile e a rispondere in modo più efficiente ai rapidi cambiamenti di posizione. Movimenti semplici, come spostare il peso da un piede all'altro, possono aiutare a migliorare la propriocezione o il senso di posizione del corpo nello spazio. Ciò porta nel tempo a un migliore controllo e a meno incidenti nella vita di tutti i giorni.

6. Resilienza emotiva e mentale

I benefici di una pratica somatica coerente vanno oltre il benessere fisico. L'attività regolare ha un impatto significativo sulla salute mentale ed emotiva. Le attività somatiche aiutano ad alleviare lo stress attivando il sistema nervoso parasimpatico, che regola il riposo.

Nel corso del tempo, l'attivazione regolare si traduce in uno stato emotivo più equilibrato, rendendo più semplice gestire l'ansia, la disperazione o i sentimenti di sopraffazione. Inoltre, la natura contemplativa degli esercizi somatici, che enfatizzano la respirazione e il movimento, promuove la consapevolezza, che può aumentare la chiarezza mentale e la felicità generale della vita.

7. Motivazione attraverso progressi visibili

Uno dei vantaggi più piacevoli derivanti dall'attenersi a un regime costante è la capacità di vedere e sentire risultati tangibili. Gli anziani notano spesso miglioramenti nella postura, nei livelli di energia e nella gestione del dolore dopo solo poche settimane di esercizio fisico costante. Questi modesti trionfi sono enormi motivazioni per andare avanti.

Ad esempio, un anziano che inizialmente non riesce a completare una torsione spinale da seduto può scoprire che con sforzi ripetuti può eseguire l'azione con maggiore facilità e portata. Questa sensazione di realizzazione crea un ciclo di feedback positivo, motivando ancora di più l'impegno nella pratica somatica.

8. Prevenzione a lungo termine del declino legato all'età

L'invecchiamento è un processo normale, ma un frequente esercizio fisico può aiutare a ritardare o addirittura invertire alcuni degli effetti. Gli anziani che si impegnano regolarmente in attività leggere e riparative possono mantenere la mobilità, l'indipendenza e la qualità della vita anche negli anni successivi.

La pratica regolare aiuta a combattere la rigidità muscolare, i dolori articolari e le anomalie posturali comuni con l'età. Inoltre, promuove la salute cardiovascolare e la circolazione, garantendo che il corpo sia ben fornito e capace di autoripararsi.

9. Impostazione di una routine per il benessere olistico

La coerenza dà struttura e regolarità, necessarie per il benessere generale. Dedicare regolarmente del tempo alla pratica somatica potrebbe aiutare gli anziani a sentirsi più determinati e stabili nella loro vita quotidiana.

Che si tratti di un rituale mattutino per energizzare il corpo o di una pratica serale per rilassarsi, incorporare esercizi somatici nella routine quotidiana garantisce che i benefici si accumuli nel tempo. Questo senso di prevedibilità può anche aiutare a ridurre al minimo lo stress e l'incertezza, migliorando il benessere emotivo generale.

10. Benefici sociali e comunitari

La coerenza può aiutare gli anziani che frequentano sessioni somatiche di gruppo o comunità online a formare connessioni sociali. Condividere i tuoi progressi, le tue esperienze e il tuo incoraggiamento con gli altri promuove un senso di comunità e supporto.

Questa caratteristica della comunità è particolarmente importante per la salute emotiva degli anziani, poiché li aiuta a superare la solitudine e a mantenere un atteggiamento positivo nei confronti della vita. La partecipazione regolare alle sessioni di gruppo può anche dare responsabilità, rendendo più facile mantenere la coerenza nella pratica.

La coerenza è fondamentale per realizzare il pieno potenziale degli esercizi somatici. Gli anziani che si impegnano nella pratica regolare possono sperimentare miglioramenti significativi nella mobilità, nell'attenuazione del dolore e nel benessere emotivo. Questi vantaggi non sono solo effimeri; si rafforzano a vicenda, gettando le basi per salute ed energia a lungo termine.

Gli anziani possono riscoprire la gioia del movimento, rivendicare la propria indipendenza e sviluppare una connessione più forte con il proprio corpo impegnandosi nella ripetizione consapevole. La coerenza è più di un'abitudine; è una strada verso il successo a qualsiasi età.

CONCLUSIONE

Mentre ci avviciniamo alla fine di questo viaggio attraverso gli allenamenti somatici sviluppati per gli anziani, è fondamentale considerare il grande potenziale che il movimento somatico ha per migliorare la qualità della vita. Gli esercizi delicati e ponderati contenuti in questo libro forniscono più che semplici vantaggi fisici; sono un approccio completo all'alleviamento del dolore, alla riduzione dello stress e al benessere mentale. Il lavoro svolto in questo luogo va ben oltre il semplice movimento fisico; si tratta di rafforzare il legame tra mente, corpo e anima. Questa relazione ci consente di invecchiare con grazia, mitigare gli effetti del dolore cronico e riconquistare flessibilità e mobilità che forse pensavamo fossero perse per sempre.

Il movimento somatico è uno strumento molto efficace per riappropriarci del nostro corpo e del nostro cervello. Le attività somatiche differiscono dagli allenamenti standard in quanto enfatizzano il flusso naturale del movimento, la consapevolezza cosciente e il rilascio di tensione e stress piuttosto che forza e resistenza attraverso esercizi ripetitivi e ad alto impatto. Questi esercizi sono ottimi per gli anziani che potrebbero sperimentare rigidità articolare, difficoltà di equilibrio o dolore e allo stesso tempo desiderano preservare o recuperare vitalità e mobilità.

Il dolore, in particolare il dolore cronico, può limitare drasticamente la nostra capacità di godere delle attività quotidiane causando anche sentimenti di frustrazione, solitudine e malinconia. Gli esercizi somatici sono particolarmente utili per affrontare queste difficoltà perché educano il corpo a rilasciare la tensione, rilassare i muscoli tesi e migliorare la postura, il che può aiutare ad alleviare il dolore. Gli anziani possono gestire e ridurre il disagio fisico associato all'invecchiamento concentrandosi su movimenti e respirazione lenti e controllati, permettendo loro di sentirsi più a proprio agio nel proprio corpo.

La relazione tra movimento somatico e sollievo dal dolore è profondamente radicata nella neuroplasticità, o nella capacità del cervello di riorganizzarsi in risposta all'esperienza. Gli anziani che fanno esercizi somatici educano il loro sistema nervoso a nuovi schemi di movimento, diminuendo quelli che sono stati stabiliti nel tempo a seguito di infortuni, cattiva postura o compensazioni per sofferenze precedenti. Nel tempo, questo ricablaggio aiuta ad alleviare il dolore e migliorare la funzione fisica.

Lo stress può anche essere dannoso per la nostra salute fisica e mentale. La natura mite delle attività somatiche, in particolare l'enfasi sulla respirazione, attiva il sistema nervoso parasimpatico, facilitando il rilassamento e mitigando gli effetti dei fattori di stress quotidiani. Il movimento somatico può fornire un'ancora per la stabilità emotiva per gli anziani che stanno vivendo sconvolgimenti della vita come il pensionamento, la perdita di persone care o problemi di salute. Muoversi con intenzione e consapevolezza promuove la chiarezza mentale, riduce l'ansia e favorisce un senso di pace e relax.

Invecchiando, spesso perdiamo flessibilità e mobilità, in particolare nella colonna vertebrale, nei fianchi, nelle spalle e nelle gambe. La rigidità in queste aree può causare una gamma limitata di movimento, problemi con le attività quotidiane e persino un aumento del rischio di cadute. Le attività somatiche, che si concentrano su movimenti lenti e consapevoli e su uno stretching delicato, aiutano gli anziani a ritrovare flessibilità e mobilità in modo sicuro e regolato.

Nel corso del libro ti sono stati presentati una varietà di esercizi somatici progettati per alleviare la tensione in alcune parti del corpo, tra cui collo, schiena, spalle, bacino e gambe. Questi esercizi hanno lo scopo di aumentare gradualmente il movimento delle articolazioni e dei muscoli, ripristinando infine una gamma completa di movimento. È importante sottolineare che le tecniche somatiche consentono agli anziani di muoversi entro i propri limiti, eliminando il rischio di sforzi eccessivi o lesioni. Gli anziani che incorporano questi esercizi nelle loro routine regolari possono aumentare gradualmente la loro flessibilità, con conseguente maggiore capacità di svolgere le attività quotidiane con facilità, meno rigidità muscolare e un più forte senso di vitalità.

La coerenza è una caratteristica fondamentale degli esercizi somatici. Anche se è normale ottenere risultati a breve termine già dopo poche sedute, i vantaggi reali del movimento somatico richiedono una pratica costante. Gli esercizi somatici non sono destinati a fornire una soluzione rapida o un rimedio "una tantum". Offrono un approccio sostenibile a lungo termine alla salute e al benessere che può essere adattato a qualsiasi stile di vita.

Gli anziani possono migliorare progressivamente la propria forza, flessibilità e mobilità stabilendo un regime giornaliero o settimanale che riduca il disagio e lo stress. La bellezza degli esercizi somatici è la loro versatilità. Questi esercizi possono essere eseguiti a casa, su una sedia o sdraiati, a seconda di quale funzione funzioni meglio per l'individuo. Per gli anziani con mobilità ridotta, anche i movimenti più piccoli possono avere un enorme impatto sulla loro salute e sul loro benessere. Inoltre, la consapevolezza e la respirazione profonda possono essere integrate in vari aspetti della vita per aiutare a gestire lo stress e promuovere il benessere mentale.

Creare una routine motiva anche gli anziani a dedicarsi alla propria salute, promuovendo un senso di realizzazione e cura di sé. Gli esercizi somatici, praticati per 15 minuti o più ogni giorno, possono diventare una parte essenziale dello stile di vita di un anziano, apportando vantaggi fisici ed emotivi a lungo termine.

Il movimento somatico è una pratica permanente che può aiutare gli anziani che invecchiano. Gli esercizi contenuti in questo libro sono adattabili alle mutevoli esigenze del corpo man mano che si evolve. Anche se potrebbe volerci del tempo per ottenere effetti completi, il viaggio è estremamente gratificante. Gli anziani che si impegnano in attività somatiche si sentiranno più connessi al proprio corpo, rafforzati dalla loro capacità di gestire il dolore, lo stress e la tensione e stimolati da una maggiore mobilità e flessibilità.

Gli anziani che abbracciano il movimento somatico non solo si impegnano nella loro salute fisica, ma lavorano anche attivamente per migliorare il loro benessere mentale ed emotivo. Muoversi con consapevolezza, respiro e intenzione è più di un semplice allenamento fisico; è un tipo di cura di sé che avvantaggia l'intera persona.

Infine, gli allenamenti somatici forniscono agli anziani una strategia delicata, efficace e a lungo termine per mantenere o migliorare la propria salute e il proprio benessere. Gli anziani possono ridurre al minimo il dolore, alleviare la tensione e riacquistare mobilità e flessibilità enfatizzando movimenti attenti e controllati, metodi di respirazione e consapevolezza emotiva. I principi del movimento somatico aprono la strada agli anziani per vivere con maggiore facilità, sicurezza e vitalità, consentendo loro di apprezzare appieno le ricchezze della vita, indipendentemente dall'età.

Mentre prosegui nel tuo viaggio somatico, ricorda che la coerenza è fondamentale. Inizia con piccoli passi, ascolta il tuo corpo e goditi la pratica. Nel corso del tempo, sperimenterai cambiamenti a lungo termine nel tuo benessere fisico e mentale. I vantaggi del movimento somatico sono a portata di mano e, impegnandoti in questa pratica, puoi iniziare un nuovo capitolo di salute, benessere e tranquillità.

Includendo esercizi somatici nella tua routine quotidiana, puoi continuare a prosperare a lungo nei tuoi anni d'oro, muovendoti con facilità, vivendo con vigore e godendo dei benefici di uno stile di vita tranquillo ed equilibrato.